Diana Pflichthofer

Trennungen

Viele Begriffe, die wir aus der Psychoanalyse kennen, blicken auf eine lange Geschichte zurück und waren zum Teil schon vor Freuds Zeit ein Thema. Einige Begriffe haben längst den Weg aus der Fachwelt hinaus in die Umgangssprache gefunden. Alle diese Begriffe stellen heute nicht nur für die Psychoanalyse, sondern auch für andere Therapieschulen zentrale Bezugspunkte dar.

Die Reihe »Analyse der Psyche und Psychotherapie« greift grundlegende Konzepte und Begrifflichkeiten der Psychoanalyse auf und thematisiert deren jeweilige Bedeutung für und ihre Verwendung in der Therapie. Jeder Band vermittelt in knapper und kompetenter Form das Basiswissen zu einem zentralen Gegenstand, indem seine historische Entwicklung nachgezeichnet und er auf dem neuesten Stand der wissenschaftlichen Diskussion erläutert wird.

Alle Autorinnen und Autoren sind ausgewiesene Fachleute auf ihrem Gebiet und können aus ihren langjährigen Erfahrungen in Klinik, Forschung und Lehre schöpfen. Die Reihe richtet sich in erster Linie an Psychotherapeutinnen und -therapeuten aller Schulen, aber auch an Studierende in Universität und Therapieausbildung.

Bereits erschienen sind:

Band 1 Mathias Hirsch: Trauma. 2011.
Band 2 Günter Gödde, Michael B. Buchholz: Unbewusstes. 2011.
Band 3 Wolfgang Berner: Perversion. 2011.
Band 4 Hans Sohni: Geschwisterdynamik. 2011.
Band 5 Joachim Küchenhoff: Psychose. 2012.
Band 6 Benigna Gerisch: Suizidalität. 2012.
Band 7 Jens L. Tiedemann: Scham. 2013.
Band 8 Ilka Quindeau: Sexualität. 2014.
Band 9 Angelika Ebrecht-Laermann: Angst. 2014.
Band 10 Hans-Dieter König: Affekte. 2014.
Band 11 Bernhard Strauß: Bindung. 2014.
Band 12 Ludwig Janus: Geburt. 2015.
Band 13 Jürgen Grieser: Triangulierung. 2015.
Band 14 Bernd Nissen: Hypochondrie. 2015.
Band 15 Roland Voigtel: Sucht. 2015.
Band 16 Joachim Küchenhoff: Depression. 2017.

Band 17 **Analyse der Psyche und Psychotherapie**

Diana Pflichthofer

Trennungen

Psychosozial-Verlag

Bibliografische Information der Deutschen Nationalbibliothek
Die Deutsche Nationalbibliothek verzeichnet diese Publikation in der Deutschen Nationalbibliografie; detaillierte bibliografische Daten sind im Internet über http://dnb.d-nb.de abrufbar.

2. Auflage 2021

E-Mail: info@psychosozial-verlag.de
www.psychosozial-verlag.de

Umschlaggestaltung nach Entwürfen von Hanspeter Ludwig, Wetzlar
Innenlayout: Hanspeter Ludwig, Wetzlar
Satz: metiTec-Software, me-ti GmbH, Berlin
www.me-ti.de
ISBN Print-Ausgabe: 978-3-8379-2604-0
ISBN E-Book-PDF: 978-3-8379-7324-2

Inhalt

Einleitung

> »Jeder von uns ist nur ein Mensch,
> nur ein Versuch, ein Unterwegs.«
>
> *Hermann Hesse,*
> *Das Glasperlenspiel (1963, S. 87)*

Mit Trennungsanforderungen sind wir ein Leben lang konfrontiert: Wir müssen uns vielleicht von unserem Wohnort, unserer Wohnung oder von unserem Arbeitsplatz trennen oder auch von einem wichtigen Menschen, vorübergehend oder für immer. Es kann aber auch sein, dass wir eine lieb gewonnene Idee, eine Einstellung, eine Fantasie aufgeben, uns von einem selbst erstellten Produkt, einem Plan oder Vorhaben lösen oder dass wir uns von einem Selbstbild trennen. Oder aber wir bemühen uns um die Trennung von einem Introjekt oder einer Übertragung. Immer sind es Objekte, von denen wir uns trennen, äußere (konkrete) oder innere, gute oder schlechte.

Bis auf die allerletzte Trennung, bei der wir uns vom Leben selbst trennen müssen, gibt es ein »Danach« für das Ich, für das Selbst. Bei der Trennung vom Leben liegt es an jedem Menschen selbst, ob und in welcher Weise er an ein Danach glaubt. Doch es bleibt Glaubenssache, weil wir uns darüber nicht empirisch austauschen können.

Manche Trennungen sind erzwungen, manche geschehen freiwillig. Viele Trennungen sind schmerzhaft, aber es gibt auch solche, die Erleichterung mit sich bringen, oder beides.

Unübersehbar: Dem Begriff »Trennung« eilt in gewisser Weise ein schlechter Ruf voraus! Der Begriff ist oft negativ konnotiert. »Trennung« bewegt sich in einer Assoziationswolke der Unlust: Schmerz, Angst, Verlust, Einsamkeit. Im Register der Freud'schen Gesamtausgabe lesen wir »Trennung« verbunden mit den Begriffen »Gefahr«, »Schmerz« und »Trauer«, »Objektverlust« und »Trennungsangst«.

Joachim Küchenhoff (1999) bildet für die verschiedenen Assoziationen und Vorstellungen eine Metaphernreihe: Verlust, Katastrophe, Schnitt, Grenze, Hülle.

Ohne Zweifel ist dieses die eine wichtige Seite der Medaille, die zweite aber führt zu der Frage: Wie kommt es, dass Begriffe wie »Trennungswunsch« oder gar »Trennungslust« im psychoanalytischen Sprachgebrauch kaum zu finden sind, auch im alltäglichen eher selten?

Sind es doch gerade diese beiden Seiten zusammen, die zu Trennungs*konflikten* führen, wobei häufig eine der beiden mehr oder weniger unbewusst bleiben kann. Bekanntermaßen entstehen Konflikte aus einem (unbewussten) Wunsch und der (unbewussten) Abwehr gegen diesen. Häufig erscheint die Abwehr an der Oberfläche.

Es wäre also kaum überraschend, wenn die Betonung des Unlustvollen an der Trennung in der psychoanalytischen Theorie und Praxis nicht auch Auswirkungen auf die Behandlungen und damit auf unsere Patientinnen und Patienten hätte. Ein gewichtiges Beispiel dafür wäre etwa die Konzeptualisierung (oder auch die häufige Nichtkonzeptualisierung) des Endes einer Psychoanalyse, einer Psychotherapie – in der Regel geschildert als schwer, düster, gar todesgleich, schmerzhaft, während die Sicht des Balint'schen »lachenden Auges« häufig nicht zu finden ist. Die psychoanalytische Betonung der schmerzhaften, der unlustvollen Aspekte und Affekte, die am Begriff der »Trennung« haften, könnte mitunter die symbolische Wirkung der depressiv gestimmten Hänschenklein-Mutter auf uns alle haben, die vor den Gefahren der Welt warnt. So wäre das »Wohlgemute« des Aufbruchs in uns und in unseren Patienten gelähmt, wenn nicht gar zum Erliegen gebracht.

Es gilt also, dem Begriff der Trennung eine dialektische Qualität zuzuerkennen.

»Trennung« steht im Schnittpunkt von Verlust und Gewinn, Zurücklassen und Aufbruch, von Trauer und Freude, Einsamkeit und Zweisamkeit, Hass und Liebe, von Abhängigkeit und Autonomie, Stagnation und Entwicklung, von Subjekt und Objekt, von Lösung und Bindung. Mal überwiegt im Leben die eine, mal die andere Seite. Trennung ist mithin auch nicht als statisch, als ein Zustand zu verstehen, sondern als ein immer wiederkehrender Prozess, innerhalb dessen man sich an verschiedenen Punkten befinden kann. Der Begriff ist zudem, wie andere subjektbezogene auch, gefüllt mit unseren sehr persönlichen Erlebnissen, Erfahrungen und Fantasien, bewussten wie unbewussten.

»Trennung« ist, wie Joachim Küchenhoff festgestellt hat, kein psychoanalytischer Fachterminus (Küchenhoff, 1999, S. 37), das heißt kein psychoanalysespezifischer theoretischer Begriff wie »Objektkonstanz«, »Objektrepräsentanz«, »Übergangsobjekt« oder »Separation«. Und tatsächlich: Den Begriff der Trennung sucht man im Laplanche'schen Wörterbuch vergebens, ebenso noch in den ersten Ausgaben des *Handbuchs psychoanalytischer Grundbegriffe* (Mertens, 2014), wo er dann zwar ab der vierten Auflage erscheint, allerdings – nicht ungewöhnlich – mit dem Zusatzbegriff »Trennungsangst«.

Joachim Küchenhoff sieht in der Tatsache, dass »Trennung« als Konzept »allgegenwärtig und deshalb begrifflich ausdifferenziert worden ist« (1999, S. 37), den Grund dafür, dass der Begriff nicht den Status eines Terminus technicus der Psychoanalyse erreicht hat.

Gleichwohl ist dieser Begriff in der psychoanalytischen Theorie und Praxis omnipräsent und durchaus Teil verschiedener metapsychologischer Konzepte. Michael B. Buchholz spricht gar von einer »Bevorzugung des trennenden Moments«, insbesondere in der (psychoanalytischen) Technik: Wir akzentuierten die professionelle Anonymität und Reserviertheit der analytischen Haltung, begründeten die Abstinenzregel mit ihrer grenzsetzenden und grenzerhaltenden Funktion, wir schätzten individuelle Autonomie insoweit hoch, als darin eine Unterscheidung vom Anderen zum Ausdruck komme (Buchholz, 1999, S. 53). Anders formuliert: Die psychoanalytische Theorie schreibt sich Trennungen in sämtlichen Variationen auf ihre Fahnen.

Trennung hat eine *innere* und eine *äußere* Seite. Etwas, das von außen gesehen als »getrennt« erscheinen mag, kann in der Innenperspektive durchaus verbunden sein. Dieser Satz wiederum ist nicht verständlich ohne die Einführung des Subjekt-Objekt-Begriffspaares.

Zwei Menschen befinden sich an verschiedenen Orten, A und B. Ein dritter sieht diese beiden an den je verschiedenen Orten. Erlebt er sie als getrennt oder als verbunden? Die Beantwortung dieser Frage hängt von den Möglichkeiten seiner Perspektiven ab: Die beiden sind äußerlich getrennt, gleichwohl könnte unser Beobachter wissen, dass die beiden innerlich sehr aufeinander bezogen, mithin verbunden sind.

Das Gleiche gibt es natürlich auch umgekehrt und – noch verwirrender – mitunter rasend schnell oszillierend. Man denke etwa an die beiden Paare in dem Theaterstück *Wer hat Angst vor Virginia Woolf?* von Edward Albee.

Das klingt einerseits alles selbstverständlich, andererseits besteht bei vielen Menschen und bei vielen unserer Patientinnen und Patienten genau an dem Punkt eine *gefühlte* massive Unsicherheit: Wenn ich – äußerlich – von dir weggehe, sind wir dann – innerlich – trotzdem noch verbunden? Dies betrifft die Frage der Objektkonstanz und damit auch der Objektrepräsentanz.

Die eben beschriebene Dialektik des Begriffes »Trennung« bringt es mit sich, dass dieser nicht ohne sein Pendant, die »Bindung«, behandelt und verstanden werden kann. Dazu gesellt sich der ebenfalls notwendige Begriff des »Objekts«. Alle drei sind aufeinander angewiesen, hängen miteinander zusammen, bilden jenen Raum, in dem stattfindet, was wir Entwicklung und Identitätsbildung nennen. Ohne Bindung ist Trennung nicht möglich, ohne Trennung keine Bindung. Ohne ein Objekt kann es keinen Objektverlust geben, ohne Objekt gibt es keine Bindung.

Wenn Trennung *erlebt* werden soll, dann braucht es zuvor die Fähigkeit, ein Objekt zu erleben, es sich vorstellen und damit in seiner inneren Welt errichten zu können. Wir sprechen hier von Objektrepräsentanzen als Bestandteil der *inneren* Welt.

Im Gegensatz zur »Trennung« haben es »Objekt«, »Objektbeziehung«, »Bindung« und »Objektrepräsentanz« in den Kanon psychoanalytischer Fachbegriffe geschafft. Beschäftigt man sich mit »Trennung«, dann beschäftigt man sich unweigerlich auch mit diesen Begriffen und den damit zusammenhängenden klinischen Phänomenen.

Das Objekt wird nicht nur zwingend gebraucht, um eine Trennung überhaupt erleben zu können. Die *Bindung* an ein (»gutes«) Objekt wird auch notwendig gebraucht, um Trennung aushalten und durcharbeiten zu können. Dies ist, wenn man so will, die Domäne der Psychotherapie.

Dem bisher Gesagten ist nun hinzuzufügen, dass das Objekt auch gebraucht wird, um die Trennungs*lust*, die Trennungs*fähigkeit*, den Trennungs*wunsch* zu fördern. Dieses impliziert wiederum die von Donald W. Winnicott so treffend formulierte »Fähigkeit zum Alleinsein« in Anwesenheit (oder in Abwesenheit) eines anderen. Diese Fähigkeit, so könnte man mutmaßen, scheint in unserer Zeit mehr und mehr zu verkümmern, da es so gut vermieden werden kann, das Alleinsein zu *erleben*: Der moderne Mensch ist rund um die Uhr *online*, »verbunden«. Nur mit wem?

Oder vermeidet er schlicht, die Aufmerksamkeit auf sein Innen- und Gefühlsleben zu lenken, in sich hineinzufühlen?

Er wäre diesem dann tatsächlich allein ausgesetzt, das heißt, er könnte es in diesem Moment nicht mit jemandem teilen, jemandem mit-teilen. Psychotherapeutisch ausgedrückt: Er hat in diesem Moment keinen »Container« und traut sich möglicherweise selbst nicht zu, sein Gefühlsleben zu reflektieren, seine Gefühle zu containen.

Es gilt also beim Begriff der Trennung, nicht nur die passive, die (Er-)Leidensseite in den Blick zu nehmen, sondern auch die aktive, die gestaltende, die Seite der Fähigkeiten. Was oder wen braucht es, um sich auf gute Weise trennen zu können? Wen oder was braucht es, um die schmerzhafte Seite von Trennungserfahrungen zu bewältigen? Wen oder was braucht es, um die Trennungslust zu wecken, den Trennungswunsch zu fördern und *zugleich* Bindungen erhalten zu können?

Wie gelingt es, ein Gleichgewicht zwischen Bindung und Trennung herzustellen?

Der Entstehungskontext des Begriffs »Trennung« und seine soziokulturellen Implikationen

Formen der Trennung

Für den Begriff »Trennung« gibt es keine auszumachende Entstehungsphase, weil er – wie in der Einleitung beschrieben – nicht den Charakter eines Terminus technicus hat, sondern ein Begriff der Alltagssprache ist. Seine Wandlung ergibt sich hauptsächlich aus dem Wandel von Bedeutungen, die den je verschiedenen Trennungsvorgängen zugeschrieben werden.

Welche Formen von Trennungen gibt es?

Gibt man den Begriff (zeitgemäß angepasst) bei einer einschlägigen Suchmaschine ein, erhält man 16 Millionen Treffer, die sich überwiegend mit dem sehr engen Kontext zerbrechender Paarbeziehungen befassen: Trennungsschmerz. Wann trennen, wie trennen, wie bewältigen? Trennung ja oder nein, wie sage ich es ihm oder ihr? Oder man findet den Hinweis, dass in Deutschland jede dritte Ehe scheitert etc.

Im Alltag scheint der Begriff kollektiv überwiegend negativ repräsentiert zu sein, er ist dementsprechend verbunden mit negativen Gefühlen von Angst, Schmerz, Verlust und Trauer.

So hat es dieser Begriff besonders schwer, zu seinem dialektischen Recht zu kommen, es gelingt oft nicht, die positiven Aspekte aus ihrem Schattendasein hervorzuholen: Aufbruch, Verbesserung des Lebens, Mut, Gewinn oder Freude.

Dies mag verschiedene Gründe haben, die darauf beruhen, dass sich in dem großen Topf der Trennungen allerlei verschiedene Trennungsformen mischen und diese entsprechend oft durcheinandergebracht oder undifferenziert angewandt werden.

Häufig wird Trennung im Alltag als ein Phänomen lediglich der *äußeren* Welt missverstanden, jemand trennt sich von einem *äu-*

ßeren konkreten Objekt: Eine Frau von einem Mann, ein Kind von den Eltern. In solchen Fällen wird Trennung als *räumlicher Abstand* oder als *Kontaktstille* oder *Kontaktabbruch* verstanden.

So reagieren auch Patienten häufig auf eine Deutung, die etwa sinngemäß lautet:

> »Sie haben es schwer, sich von Ihren Eltern zu trennen.«
> »Warum? Ich bin doch von zu Hause ausgezogen, verdiene mein eigenes Geld.«

Dieses Missverständnis kommt dadurch zustande, dass die Trennung noch nicht als ein Phänomen der *inneren Welt* verstanden wird. Man kann sich – rein äußerlich – von einem Menschen trennen, räumlichen Abstand herstellen und dennoch nicht *innerlich* von diesem getrennt sein – im Sinne von *Autonomie*.

Man könnte diesem Patienten zum Beispiel erwidern:

> »Ja, Sie sind von zu Hause ausgezogen, verdienen Ihren Lebensunterhalt, aber Sie sehen sich und die Welt nach wie vor überwiegend durch die Augen Ihrer Eltern. Es ist noch so schwer für Sie, sich und die Welt mit Ihren eigenen Augen zu betrachten.«

Dieses Phänomen, dass Menschen so stark an die bewussten und unbewussten Werte, Fantasien, Wünsche, Träume und Gefühle ihrer frühen bedeutsamen Objekte gebunden, besser: mit diesen verhaftet sind, ist typisch für nicht vollzogene innere Trennungsprozesse. Wir sprechen in diesem Zusammenhang von *Introjekten*. Das Kind kann bisweilen keine *eigenen* inneren Bilder seiner Objektwelten aufbauen.

Wirklich – symmetrisch – verbunden können zwei Menschen genau genommen nur dann sein, wenn sie *psychisch* voneinander getrennt sind. Symmetrisch verbunden heißt, dass auch die gefühlten und realen Abhängigkeiten wenigstens in etwa gleich verteilt sind. Sind sie es nicht, ist eine mögliche Trennung für die Seite mit der größeren Abhängigkeit so gut wie immer bedrohlich. Darin liegt einer der Gründe, warum Trennungs*angst* für uns Menschen eine so große Rolle spielt. Schließlich beginnen wir unser Leben alle in einer existenziellen Abhängigkeit, die uns offenbar zu einem gewissen Grad zeitlebens »in den Knochen« stecken bleibt, und »Trennung« so zu einem potenziell eher bedrohlichen Thema macht. Zugleich haftet ihm auch oft etwas Moralisches an, das sich in der moralisch gefärbten Frage ausdrückt: Darf man sich überhaupt trennen?

So sind beispielsweise Trennungen zwischen Männern und Frauen in Europa früher fast durchgehend negativ bewertet worden: »Bis dass der Tod euch scheidet«, lautete die Devise, die sich auch in der Beschwörung »in guten wie in schlechten Zeiten« wiederfindet. Es galt also, und gilt zum Teil noch, ein von außen bestimmtes Trennungs*verbot*. Erst in deutlich jüngerer Zeit ist die Trennung eines Paares ein Vorgang geworden, dem man auch positive Aspekte zugesteht. Dies ändert allerdings nichts daran, dass Trennungen sehr häufig mit dem Gefühl der bewussten oder unbewussten Trennungs*schuld* einhergehen. Um diesen Schuldgefühlen zu entkommen, wird im Inneren ein Trennungsverbot errichtet: Man darf nicht gehen, nicht eigenständig werden.

Schon dieser kurze Überblick zeigt, wie viele Aspekte von *Trennung* es gibt. Diese sollten, so Heinz Müller-Pozzi »im Dienste theoretischer Klarheit und klinischer Relevanz« klar unterschieden werden (Müller-Pozzi, 1988, S. 76). In der Tat gelingt es ihm, eine wichtige Ordnung und Orientierung in die verschiedenen Trennungsformen zu bringen. Er unterscheidet drei wesentliche Anwendungen des Begriffs:

1. Die rein deskriptive Anwendung, mittels derer der zeitweise oder endgültige *Objektverlust* beschrieben wird (ebd., S. 77). Hier ist besonders häufig die Mutter oder ein anderes existenziell wichtiges, notwendiges Objekt der Versorgung gemeint, zu dem in der Regel eine absolute Abhängigkeit besteht. Diese Form von Trennung ist im wahrsten Sinn existenziell und daher in der Regel *traumatisch*. Deshalb ist es an dieser Stelle auch wichtig, entwicklungsfördernde Trennungen von solchen zu unterscheiden, die überfordernder oder traumatischer Natur sind.
2. Trennung im Sinne der *Separation und Individuation*, wie sie von Margaret S. Mahler und Kollegen (1975) beschrieben worden ist. Hier wird die »aktive äußere Loslösung und intrapsychische Distanzierung, Differenzierung, Abgrenzung und Abwendung des Kindes« (Müller-Pozzi, 1988, S. 76)

von seiner *symbiotischen* Mutter verstanden. Trennung bedeutet hier die »*Differenzierung von Selbst und Objekt*, metapsychologisch den Aufbau unterschiedener Selbst- und Objektrepräsentanzen« (ebd., eigene Kursivsetzung). Diese Form der Trennung stellt eine Entwicklungsaufgabe dar, die jeder zu bewältigen hat: die Trennung von ich und du, die Trennung von *meiner* Vorstellung von mir und dir und die von *deiner* Vorstellung von mir und dir. Dazu ist es erforderlich, dass das Kind bereits denken kann: Der andere hat eine Vorstellungswelt, also eine eigene innere Welt. Entsprechend beschreibt Müller-Pozzi dann einen dritten Aspekt von Trennung, der mit der Trennung von Selbst und Objekt Hand in Hand geht:

3. Es existiert also eine Trennung von Innen und Außen, von *innerer* versus *äußerer* Welt (ebd.), das heißt »von Objekt und Objekt*repräsentanz* bzw. Selbst und Selbst*repräsentanz*, von Bezeichnetem und Bezeichnendem, von Ding und Symbol«. Diese Trennung von Innen und Außen sei, so Müller-Pozzi (S. 76), die Voraussetzung für die Individuation, den Aufbau einer eigenen inneren Welt. »Individuation vollzieht sich auf dem Weg der Verinnerlichung« (ebd.). Wird dieser Prozess gestört (und er ist sehr störanfällig), dann kann das Objekt nicht von seiner Repräsentanz unterschieden werden, und es kommt zur Errichtung eines *Introjekts* im Inneren.

Praktisch-klinisch heißt das, ein solcher Mensch mit einem Introjekt kann auf der *affektiven* Ebene nicht zwischen seiner *Vorstellung* von einem Objekt und dem realen Objekt unterscheiden. Er kann dann beispielsweise sagen: »Ich *weiß*, dass ich nicht schuld bin, wenn meine Mutter Kopfschmerzen bekommt, weil ich nicht bei ihr angerufen habe, aber es fühlt sich so an; ich habe also das Gefühl, ihr das angetan zu haben.« Oder: »Ich *weiß*, dass ich, wenn ich krank bin, zu Hause bleiben sollte, aber ich kann nicht, weil ich mich so schlecht dabei fühle und so unruhig bin, dass ich mich gar nicht erholen kann. Dann gehe ich lieber arbeiten.«

Nach Heinz Müller-Pozzi beruht jede Form psychischer Störung auf einer Introjektion (ebd., S. 79), und es spricht vieles dafür, dass er damit recht hat. Die Aufgabe einer Psychotherapie besteht deswegen häufig darin, dem Patienten zu helfen, sich von Introjekten *zu trennen*.

Nach dem bisher Beschriebenen wird deutlich, dass ein solcher Weg über die Etablierung der Trennung von Selbst und Objekt und jener von Innen und Außen zu verlaufen hat. Schauen wir uns ein bekanntes Beispiel für die Trennung von Eltern und Kindern an, das ein allgemein bekanntes Kulturgut geworden ist. Exemplarisch für diese – für *beide Seiten* – äußerst konflikthafte Trennung mag hier ein Kinderlied dienen: *Hänschen klein …*

Trennungsgeschichte I – der konflikthafte Wunsch nach Autonomie

Die Metamorphose von »Hänschen klein«

Die Geschichte dieses Liedes und seiner interessanten Metamorphosen soll ein Licht auf den soziokulturellen Kontext und auf das Schicksal der Bedeutung des Begriffs »Trennung« werfen:

Hänschen klein

Hänschen klein, ging allein
In die weite Welt hinein.
Stock und Hut
Steht ihm gut,
Ist gar wohlgemut.

Aber Mutter weinet sehr,
Hat ja nun kein Hänschen mehr,
Da besinnt sich das Kind,
Läuft nach Haus geschwind.

So weit, so bekannt. Gerade für uns Therapeutinnen ist dies *die* Metapher schlechthin, indem sie, geradezu exemplarisch, jene Mütter vergegenwärtigt, die in ihren Kindern Schuldgefühle induzieren und diese so an der Ablösung hindern. Dieses »Hänschen« könnte also später an einer Anorexie oder einer anderen Adoleszenzkrise erkranken. Vielleicht wohnt es auch als dreißigjähriger

Hans noch im Obergeschoss von Mamas Haus, mit eigenem Fernseh- und Internetanschluss, aber keiner eigenen Waschmaschine.

Nun, dieser Text ist *neueren* Datums, und es ist durchaus erstaunlich, welche Sinnumformung er durchlebt hat. Seine Umdichtung wird dem Berliner Buchhändler Otto Frömmel zugeschrieben, der sich der Sammlung von Kinderreimen widmete, aber eben offenbar nicht nur sammelte, sondern auch umdichtete. Hänschen kleins autonomer Vorgänger wurde nämlich folgendermaßen besungen:

Hänschen klein
Ging allein
In die weite Welt hinein.
Stock und Hut
Stehn ihm gut,
Ist gar wohlgemut.
Doch die Mutter weinet sehr,
Hat ja nun kein Hänschen mehr!
»Wünsch dir Glück!«,
Sagt ihr Blick,
»Kehr' nur bald zurück!«

Sieben Jahr,
Trüb und klar,
Hänschen in der Fremde war.
Da besinnt
Sich das Kind,
Eilt nach Haus geschwind.
Doch nun ist's kein Hänschen mehr.
Nein, ein großer Hans ist er.
Braun gebrannt
Stirn und Hand.
Wird er wohl erkannt?

Eins, zwei, drei
Geh'n vorbei,
Wissen nicht, wer das wohl sei.
Schwester spricht:
»Welch Gesicht?«

Kennt den Bruder nicht.
Kommt daher sein Mütterlein,
Schaut ihm kaum ins Aug hinein,
Ruft sie schon:
»Hans, mein Sohn!
Grüß dich Gott, mein Sohn!«

Hier liegen also doch ziemlich andere Verhältnisse vor. Geschrieben haben soll diesen Text der Dresdner Lehrer Franz Wiedemann (1821–1881), wobei er sich auf das Gedicht von Johann Nepomuk »Das Erkennen« bezogen haben soll. Offenkundig wird Trennung innerhalb der Mutter-Kind-Beziehung in diesem Urtext doch deutlich anders bewertet. Auch hier weint die Mutter! Man möchte fragen: Wie sollte es auch anders sein? Sie leugnet den Abschiedsschmerz nicht, mutet diesen dem scheidenden Sohn zu, ist aber offenbar bemüht, *keine* Schuldgefühle zu induzieren. »Wünsch dir Glück!«, sagt ihr Blick, »Kehr' nur bald zurück!«.

In ihrer Beziehung zu Hänschen ist bereits eine elementare *Trennung* im Sinne einer Individuation eingetreten. Hänschen ist *kein Selbstobjekt* seiner Mutter, sondern ein Mensch mit eigenen Bedürfnissen, Wünschen, Möglichkeiten, Pflichten, mit einer *Verantwortung für das eigene Leben*, also sich selbst gegenüber. Hier ist eine Trennung *innerhalb* der Beziehung erfolgt. Diese ermöglicht Mutter und Kind das Fortgehen. Diese Mutter sieht in ihrem Sohn offenbar einen Menschen mit eigenem Recht und nicht die bloße »Verlängerung« und »Vergrößerung« ihres Selbst.

Da ein Kind im Selbstobjekt-Status eben der Regulation des Selbstwertgefühls der Eltern dienen muss, hat es ein solches Kind besonders schwer, sich von der Mutter (und dem Vater) zu trennen. Das Kind internalisiert deren Bedürfnisse. Sie bekommen Introjektcharakter, und es muss auf diese Weise jeden autonomen Impuls als »gegen die Mutter gerichtet« und damit als schuldhaft erleben. Es kann also nicht gehen, so wie Hänschen klein in der Urfassung.

Man kann sich sehr wohl fragen, inwieweit solche Selbstobjekt-Übertragungen von Eltern auf Kinder auch heute in unserer modernen Welt eine Rolle spielen. Ist es nicht vielleicht so, dass die sogenannten Helikopter-Eltern, die ihre Kinder von A nach B chauffieren, jeden Schritt per Smartphone überwachen können und die glauben, die Karriere ihrer Kinder, deren »Optimierung«, bereits im Kindergarten planen zu müssen, nicht im Grunde ihres Herzens *eigene* Ziele verfolgen? Es ist hier nicht der »Glanz im Auge der Mutter«, der auf das Kind herabstrahlt und es wachsen lässt, sondern es ist der Glanz des Kindes, der Glanz seines Erfolges und seiner Fähigkeiten, der auf die Eltern abstrahlen und deren Selbst »größer« machen soll.

In der Ursprungsfassung hat Hänschen/Hans offenbar eine Mutter, die weiß, dass eine solche Trennung notwendig ist und dass das Leben sie mit sich bringt. Der Junge soll und muss seine Erfahrungen machen. Die Mutter weint vielleicht nicht nur, weil Hänschen in die Welt hinausgeht, sondern auch, weil sie erkennt und weiß, dass ihre Zeit mit Häns*chen* vorbei ist. Ihr kleines Kind ist größer geworden!

Dass es hier – im Trennungs- und Abenteuerkontext – nur um Mutter und *Sohn* geht, ist wiederum nicht zufällig. Für Mädchen galt lange Zeit und gilt leider oft immer noch ein massives Trennungs- und Autonomieverbot. Abenteuer waren – wenn überhaupt – nur Jungen erlaubt. Das Mädchen hatte eher direkt vom Elternhaus in die Ehe zu wechseln. Eigene Kompetenzen zu entwickeln und autonom zu werden hätten diesem Plan deutlich entgegengestanden.

Aber zurück zu Hänschen, der in dieser ersten Liedversion doch zu einem Hans heranreifen darf, und zwar *indem* er sich trennt: von zu Hause, von der Mutter, von den Geschwistern. Der Vater tritt in diesem Lied bemerkenswerterweise nicht auf, sodass es offenbar auch um das Verlassen der Symbiose geht; die Wanderschaft, auf die Hänschen gehen will, wäre dann als das männlich-väterliche Objekt zu verstehen, dem Hänschen sich zuwenden möchte.

Sieben Jahre bleibt er fort, offenbar eine Zeit mit Höhen und Tiefen. Und »fort« hieß damals auch noch richtig fort: kein Telefon, keine Mails, keine »WhatsApp«, sondern Funkstille. In unseren psychoanalytischen Worten: eine echte Herausforderung an die Objektkonstanz aller Beteiligten.

Hans war also unterwegs und hat sich unterdessen sehr verändert. Er ist zum Mann herangereift, die braune Stirn und die braunen Hände lassen eine Tätigkeit im Freien vermuten, ein Handwerk, einen Beruf vielleicht, der Kraft erfordert und auch schafft. Die anderen, die offenbar daheim gebliebenen Schwestern (!), erkennen ihn nicht (oder wollen ihn auch gar nicht erkennen), die Mutter hingegen schon. Von einem Vater fehlt auch beim Wiedersehen jede – äußere – Spur. Aber Hans ist ein Mann geworden und war auf Wanderschaft, sodass man durchaus annehmen kann, er habe die männlich-väterlichen Aspekte internalisiert, trage eine väterliche Repräsentanz in sich.

Am Ende des Liedes offenbart sich die gut entwickelte Objektkonstanz, und zwar sowohl bei der Mutter als auch bei Hans, ihre Fähigkeit, »eine konstante Vorstellung vom Liebes-Objekt über Trennungen und wechselnde affektive Stimmungslagen bzw. Interaktionssituationen hinweg zu erhalten« (Fischer, 2014, S. 650). Beide tragen in ihrer Repräsentanzenwelt ein hinreichend gutes inneres Bild des anderen in sich, mit dem sie auch bei räumlicher Trennung, also bei konkreter Abwesenheit des Objektes, in einen inneren Dialog treten können und sich über die Phase der Trennung hinweg wiedererkennen.

Wenn man so will, sollte dies am Ende auch einer jeden gelungenen Psychotherapie stehen!

Man könnte diesen Liedtext auch als Metapher und Beispiel für die von Margaret S. Mahler so eindrucksvoll beschriebene Übungs-Subphase des Loslösungs- und Individuationsprozesses verstehen. Ich werde in dem Kapitel »Separation und Individuation« darauf zurückkommen. Hänschen ist fort, Hans ist da! Diese Entwicklung wurde offenbar erst durch die Trennung von der Mutter, vom Zuhause möglich.

Man fragt sich nun, warum eine solche Entwicklung in dem umgedichteten, uns allen bekannten Liedtext beschnitten wurde. Stattdessen wirken die Schuldgefühle. Schuldgefühle sind enorm bindend und trennungsbehindernd. Hänschen kehrt um und wird eben auch nicht zum Hans. Er kann den Weg zu sich selbst nicht finden, sondern bleibt – wenn man so will – Auftragnehmer der Eltern. Die Trennung, die Individuation und der Weg zu sich selbst (oder die »Verselbstung«, wie Carl Gustav Jung es genannt hat) ist verboten!

Dies hat häufig gravierende Folgen, die auch dann sichtbar werden, wenn Hänschen oder sein weibliches Pendant in ihrem späteren Leben eine Beziehung eingehen. Dann kann es zu einer Wiederholung des »Hänschen-klein-Konfliktes« kommen, indem sich die oder der Betreffende den realen oder fantasierten Wünschen des Partners oder der Partnerin unterordnet und eigene autonome Impulse unterdrückt, eigene Wünsche nicht auslebt. Diese Konstellation war vor noch gar nicht so langer Zeit eine recht typische, als Frauen überwiegend der Karriere der Männer zu dienen hatten, es ihnen bisweilen gar von der Seite des Gesetzgebers her verboten war, eigene Lebenspläne zu verwirklichen (bissig parodiert in Loriots Geschichte vom »Jodeldiplom«).

Das Ganze hat natürlich auch eine andere Seite: Der Partner, der auf die »Verselbstung« weitgehend verzichtet, versucht seine Identität in der aufopfernden Rolle zu finden und dadurch seine narzisstische Homöostase zu finden (»Mein Mann könnte ohne mich nicht mal einen Kaffee kochen!«). Zugleich aber gibt er wesentliche Teile der Verantwortung für das eigene Leben ab (»Das muss mein Mann entscheiden«). Dabei führen die unterdrückten Wünsche nach Selbstverwirklichung zu wachsenden aggressiven Affekten, die wiederum unterdrückt und/oder gegen das Selbst gerichtet werden. Selbstverständlich gibt es diese Rollenverteilung auch umgekehrt: Die Frau führt zu Hause »das Regiment« (ein häufig verwendeter Ausdruck), der Mann lässt sich versorgen und »verzichtet« im Gegenzug auf die Verwirklichung eigener Ideen und Vorstellungen im Haushalt. Eine Trennung im Sinne geteilter Verantwortung, im Sinne einer Differenzierung, im Sinne der Anerkennung von Ich und Du, von unterschiedlichen Interessen, Wünschen und Eigenschaften ist hier nicht möglich. Eine Trennung im Sinne einer »Trennung im Zusammenleben« erscheint den Beteiligten häufig ebenfalls nicht möglich, da beide eine regressive Position aufgeben müssten (»Versorgen ist mein Lebensinhalt, dann werde ich geliebt«, »Ich kann/will mich nicht allein versorgen und der andere braucht es ja auch, mich zu versorgen«).

Zur Entstehung psychoanalytischer Trennungskonzepte

»Fort – Da« – Sigmund Freud

In *Jenseits des Lustprinzips* schildert Sigmund Freud das inzwischen zu einer gewissen Berühmtheit gewordene Kinderspiel seines Enkels Ernst, das dieser im Alter von eineinhalb Jahren für sich erfunden hatte: Der kleine Ernst sprach in diesem Alter »nur wenig verständliche Worte« (Freud, 1920g, S. 11), wurde aber ansonsten »wegen seines anständigen Charakters« (ebd., S. 12) gelobt, denn

> »es störte die Eltern nicht zur Nachtzeit, befolgte gewissenhaft die Verbote, manche Gegenstände zu berühren und in gewisse Räume zu gehen, *und vor allem anderen, es weinte nie, wenn die Mutter es für Stunden verließ,* obwohl es der Mutter zärtlich anhing, die das Kind nicht nur selbst genährt, sondern auch ohne jede fremde Beihilfe gepflegt und betreut hatte« (ebd., eigene Kursivsetzung).

Obwohl hier Freud das »Bravsein« seines Enkels lobend erwähnt, scheint dies eher keine Eigenschaft zu sein, die seine Sympathie erregte. So schrieb er seiner Tochter: »Bravsein ist von Anfang an dull« (Freud & Freud, 2006, SF 161). Damit bezog er sich auf Ernsts jüngeres Brüderchen, Heinele, der nämlich nach dem frühen Tod seiner Mutter Sophie mit Bettnässen und anderen »Schlechtigkeiten« (er will Minna den Pudding wegessen) reagierte. Und in der Tat gehören Freuds Sympathien dem kleineren Bruder, während er für Ernst nicht gar so viel übrig zu haben schien.

»Ernstl« ist also brav, und das offenbar nicht ohne Grund, denn in einem Brief an Karl Abraham lobt Freud »die strenge

Erziehung einer verständigen nach Hug-Hellmuth aufgeklärten Mutter«, die dem Kinde »sehr wohl getan« habe (Freud & Abraham, 1965, S. 190). Dies schreibt Freud, als »Ernstl« fünf Monate alt ist!

Dieser brave Enkel also, »der nie weinte« (!), erfindet sich nun folgendes Spiel, das offenbar zwei Entwicklungsphasen verdeutlicht:

In der ersten Phase nimmt Ernst sämtliche kleinen Gegenstände, deren er habhaft werden kann, und schleudert sie weit weg von sich in eine Zimmerecke, unter das Bett oder anderswohin – eine »gelegentlich störende Gewohnheit« (Freud, 1920g, S. 12). Dabei »brachte er mit dem Ausdruck von Interesse und Befriedigung ein lautes, lang gezogenes o-o-o-o hervor« (ebd.). Dieses »o-o-o-o« wurde nun von Mutter Sophie und von Freud als die Beschreibung »fort« interpretiert.

Nun ist es natürlich eine mühsame Aufgabe von Eltern, den Lautäußerungen ihrer Kinder Bedeutung zu geben. Allerdings tun sie dieses eben in den allermeisten Fällen aus einer Erwachsenenperspektive, eben aus der ihren. Man könnte dieses »o-o-o-o« natürlich auch schlichter deuten als Freude, Erstaunen oder eben »Befriedigung« über die Selbstwirksamkeit des Kindes. Etwa: »Oh, was habe ich da gemacht? Ich kann das Ding woanders hinbringen, weg von mir, ich habe Macht über das Ding.« Allerdings: Auch hier geraten wir in das Dilemma, dass Erwachsenensprache nur schwer die Welt des Kindes einzufangen vermag, aber nehmen wir sie als Verständigung unter Erwachsenen, dann bleibt am Ende eine gewisse, vielleicht verwunderte Begeisterung über eine *selbst herbeigeführte Trennung.*

Die Familie hatte jedoch noch andere Belege, dass es sich bei »o-o-o-o« um das Wörtchen »fort« handeln müsse, denn als eines Tages die Mutter über viele Stunden fort gewesen sei, wurde diese beim Wiedersehen von Ernstl mit der Mitteilung »Bebi o-o-o-o« begrüßt. Man verstand zunächst nicht, fand aber dann offenbar heraus, dass Ernstl vor dem großen, fast bis zum Boden reichenden Standspiegel gestanden hatte und sein Spiegelbild entdeckt hatte. Dann kauerte er sich zu Boden, sodass das Spiegelbild »fort« war (Freud, 1920g, S. 13). Das »o-o-o-o« mag also »fort« bedeuten und zugleich die Entdeckung dieser Selbstwirksamkeit feiern, sich selbst verschwinden zu lassen, also *sich aktiv zu trennen* und Trennung nicht nur erleiden zu müssen. Sinngemäß könnte die Mitteilung also bedeuten: »Du warst zwar weg, Mama, aber ich Baby auch!«

Ernstl entwickelt dank einer Holzspule, die mit einem Bindfaden umwickelt war, eine zweite Phase des Spiels: Er warf die Holzspule über den Rand seines verhängten Bettchens, begleitet vom lautmalerischen »o-o-o-o«, und zog dann die Spule an dem Faden wieder aus dem Bettchen hervor, deren Wiedererscheinen er mit einem freudigen »Da« begrüßte.

»Das war also das komplette Spiel, Verschwinden und Wiederkommen, wovon man zumeist nur den ersten Akt zu sehen bekam, und dieser wurde für sich unermüdlich als Spiel wiederholt, obwohl die größere Lust unzweifelhaft dem zweiten Akt anhing« (ebd., S. 12f.). Ob das wirklich so »unzweifelhaft« ist, dazu gibt es durchaus auch andere Ansichten, auf die ich weiter unten noch zu sprechen kommen werde.

Handelt es sich hier um eine Trennung? Die Holzspule hängt ja an einem Faden und ist eben mit Ernstl *verbunden*. Er lässt es ja nur so aussehen, als sei sie wirklich verschwunden. In Wahrheit existiert ein gar nicht so seidener Faden als Verbindung zum Objekt. Dieses ist gerade das Besondere des zweiten Schrittes in der Entwicklung dieses Spiels: vom Wegwerfen ohne Verbindung zum Wegwerfen mit Verbindung, und zwar mit der Möglichkeit, auf das Objekt einzuwirken.

Es lässt sich zudem als ein oszillierendes Wiedergutmachungsprojekt lesen: Auf die aggressive Geste, Abstand zwischen sich und das Objekt zu bringen, es »fort«zuscheuchen, folgt das magische Ungeschehenmachen! Das Objekt wird wieder hervorgeholt. Nichts ist passiert, das Objekt ist unbeschädigt wieder »da«.

So versteht denn Freud auch dieses Spiel als die Umkehrung vom Passiven ins Aktive:

> »Das Wegwerfen des Gegenstandes, so daß er fort ist, könnte die Befriedigung eines im Leben unterdrückten Racheimpulses gegen die Mutter sein, weil sie vom Kinde fortgegangen ist, und dann die trotzige Bedeutung haben: ›Ja, geh' nur fort, ich brauch' dich nicht, ich schick' dich selber weg‹« (ebd., S. 14).

Donald W. Winnicott beschreibt in seinem Buch *Reifungsprozesse und fördernde Umwelt* den Bindfaden als eine Technik der Kommunikation (Winnicott, 1965, S. 200). Er stellt darin einen kleinen Jungen dar, der – wann immer er von massiven, aber noch unaussprechbaren Trennungsängsten überflutet wurde – alle möglichen Gegenstände im Haus mittels Bindfäden aneinanderband. Der Bindfaden diene eben der Leugnung der Trennung (ebd., S. 202).

Am ehesten scheint die Lust im Gefühl der Autonomie erlebt zu werden: »Ich kann machen, dass die Spule weg ist, und ich kann auch machen, dass sie wieder da ist!« Man könne daran sehen, so Freud, dass die Kinder im Spiel wiederholen, was ihnen emotional großen Eindruck gemacht hat, um auf diese Weise Gefühle zu bewältigen und sich »zu Herren der Situation« zu machen. Zugleich stünden, nach Freud, solche Spiele auch unter dem Einfluss des Wunsches, »groß zu sein und so tun zu können wie die Großen« (Freud, 1920g, S. 15).

Dies ist eine wichtige Feststellung, denn sie betont, wenn auch eher zwischen den Zeilen, den Trennungs*wunsch*, hier mit der Motivation, eine Trennung nicht nur passiv erleiden zu müssen, sondern aktiv bewirken zu können. Sie beinhaltet auch, dass das Großsein etwas Attraktives ist, das man erreichen möchte, ein Lockmittel, um aus dem Kleinsein, aus der absoluten Abhängigkeit, aus dem späteren Sog der Regression herauszukommen.

Das bezaubernde Kinderspiel setzt die Dynamik und Dialektik von Trennung bildlich in Szene: Trennungswunsch (Wegwerfen) und Sehnsucht nach Verbundenheit (Bindfaden), Freiheit und Kontrolle, Autonomie und Abhängigkeit, Aggression und Liebe. Die Gegensätze bilden zwei Pole einer Einheit.

Eine ganz gegensätzliche Deutung der von Freud beschriebenen Szene stammt von Slavoj Žižek. Seiner Auffassung nach könnte die Holzspule eben nicht für die Mutter, sondern für das Lacan'sche »objet petit a« stehen, »letztlich das Objekt in mir, das, was die Mutter in mir sieht, was mich zum Gegenstand IHRES Begehrens macht« (Žižek, 2003, S. 39).

Das »objet petit a« entsteht in der Konzeption Lacans aus der »Vorzeitigkeit der Geburt«, weshalb das Subjekt mit einem irreduziblen Mangel auf die Welt kommt. Es wird von seinem existenziell benötigten Objekt, das bis zur Geburt alle seine Bedürfnisse befriedigte, von diesem getrennt. Die zweite Trennung ist dann die aus der Symbiose mit der Mutter(-Brust). Zurück bleibt ein Subjekt mit einem Mangel, einer Art psychischem freien

Radikal, sodass das Subjekt unvollständig ist und daher ständig auf der Suche nach der (letztlich nicht erreichbaren) Vollständigkeit bleibt. Das Subjekt versucht, den Mangel oder die Lücke in sich durch Objekte auszufüllen. Der Motor dieses Begehrens ist das »petit objet a«. Damit würde Freuds Enkel »SEIN EIGENES Verschwinden und Wiederkommen« (ebd.) spielen.

Nach der Theorie Žižeks wäre »das wahre Problem« die Mutter, die sich an ihrem Kind erfreut, und es wäre der wahre Spieleinsatz, dieser Einschließung zu entrinnen (ebd., S. 40). Die wahre Angst wäre demnach die Angst davor, in der Lust des Anderen (des Lacan'schen A) gefangen zu sein. Lust und Ver-Lust liegen hier eng beieinander. Das Kind hat Angst vor dem Verlust des Objekts und versucht daher, sein Fortgehen und Kommen zu beherrschen; es hat aber zugleich auch Angst vor der überwältigenden Gegenwart der Mutter und versucht verzweifelt, »einen Fluchtweg zu bahnen, auf dem […] [es] eine Distanz zu ihr gewinnen und damit fähig werden kann, [s]ein Begehren aufrechtzuerhalten« (ebd., S. 40). Das Spannende an dieser ergänzenden Deutung ist die Veränderung des Blicks auf die Trennungsangst der Mutter (wie sie in »Hänschen klein« zum Tragen kommt) und damit die Ergänzung der Dynamik um die jeweils komplementären und interagierenden Trennungsängste und -wünsche, um das komplementäre Begehren bei Mutter und Kind. Komplementär deshalb, weil das Begehren (auf der einen Seite) die beschriebenen Fluchtbewegungen (auf der anderen) auslösen kann.

Nach Žižek versucht Freuds Enkel weniger (oder nicht nur), mit der Trennung der Mutter zurechtzukommen, sondern er versucht auch, der »erstickenden Umarmung der Mutter zu entgehen«, um auf diese Weise »einen offenen Raum für das Begehren zu konstruieren« (ebd., S. 40). Das Spiel wäre also eine Art »Belüftungsbemühen« in der engen Beziehung zur Mutter. Eine solch »erstickende Umarmung« kann ja durchaus auch in all den unausgesprochenen Anforderungen an das Kind bestehen, wie es zu sein habe, damit es geliebt werden könne.

Das Kind schwankt zwischen den beiden Polen »Fort« und »Da«, von denen keiner allein Befriedigung verschafft, dem Bonmot Kafkas entsprechend: »Ich kann nicht mit ihr leben, und ich kann ohne sie nicht leben« (Brief an Max Brod vom 28. September 1913, siehe www:homepage.univie.ac.at/werner.haas/1913/bk13-009.htm).

Trennungsgeschichte II – traumatische Trennungserlebnisse

Ernest W. Freud – ein Leben voller Objektverluste

In einer Fußnote in Freuds *Jenseits des Lustprinzips* lesen wir einen erschütternden Satz: »Als das Kind fünfdreiviertel Jahre alt war, starb die Mutter. Jetzt, da sie wirklich ›fort‹ war, zeigte der Knabe keine Trauer um sie« (Freud, 1920g, S. 14).

Nun ist in Ernstls Leben ein traumatischer Objektverlust geschehen, eine traumatische Trennung. Das Objekt, die Mutter, lässt sich nicht wieder herbeiholen, nicht durch Bindfäden, nicht durch alle Sehnsucht der Welt. Man könnte sich zunächst fragen: Wie sollte dieses Kind nun plötzlich Trauer *zeigen* können, nachdem doch alle so angetan davon schienen, dass es nie weinte und deshalb einen »anständigen« Charakter hatte? Es hatte doch wohl längst gelernt, was von ihm erwartet wurde, und sich angepasst. Nach der Beschreibung Freuds war Ernstl ein braves und das heißt auch »unauffälliges« Kind, das nicht störte.

Ernstl hatte kein leichtes Kinderleben! Es war durchwirkt mit den schmerzhaftesten Trennungen: Zunächst muss der Vater in den Krieg ziehen. Ernstl wirft Spielzeug, über das er sich ärgert, auf den Boden und ruft dabei »Geh K(r)ieg!« (Freud, 1920g, S. 14), dann, als er nur fünfdreiviertel Jahre alt ist, stirbt die erneut schwangere Mutter!

Im Gegensatz zu den Beobachtungen Freuds stehen die Beobachtungen seiner Tochter Anna, die sich im Herbst 1920, also ein halbes Jahr nach dem Tod von Ernsts Mutter, ihrer Schwester Sophie, und im Frühjahr 1922 um die ganze Familie, besonders um die beiden Kinder, kümmerte. Sie schreibt im Juli 1921 über Ernst:

»Mit Ernstl spreche ich jeden Abend und finde ihn viel zutraulicher, als ich erwartet hatte. Er erzählt mir wieder seine Phantasiegeschichten und spricht außerdem viel und mit großer Zärtlichkeit von Sophie« (Freud & Freud, 2006, 139 AF). Zu diesem Zeitpunkt ist Ernst sieben Jahre alt.

Etwas später sagt aber auch Anna, als Ernsts Vater, der, ohnehin von seiner großen Trauer eingenommen, für eine Weile weg ist: »[…] und ich bin stolz darauf, daß er noch nicht geweint hat« (ebd., 140 AF).

Einerseits ist man also »stolz«, wenn der Junge ob einer Trennung nicht weint, das heißt keine Trauerreaktionen zeigt, andererseits scheint man zu bemängeln, *dass* das Kind keine Trauer *zeigt*.

Ernstl hat wohl nicht geweint, weil das Verhältnis zum Vater sehr schwierig war, wie wir später noch von Anna erfahren – eine weitere traumatische Trennung. Vielleicht hat Ernstl auch nicht geweint, weil er gespürt hat, dass man das von ihm erwartet oder wünscht? Jedenfalls war er sehr beschäftigt mit Trennungen, denn er fragte seine Tante bei einem Spaziergang, was denn eigentlich »scheiden« heiße, worauf er offenbar durch das Lied »Winter ade! Scheiden tut weh« gestoßen war. Und erneut tritt eine ähnliche Dynamik ein: Anna erklärt ihm, dass Scheiden gar nicht immer wehtue. Wie es denn gewesen sei, als er von Hamburg weggefahren sei, ob das wehgetan hätte? »Oh nein«, ist die Antwort. Ob es denn wehtäte, wenn er von Aussee, wo er mit seiner Tante im Urlaub ist, wegführe. »Oh ja«, ist die sehr betroffene Antwort, und fortan bleibt die Angst, er müsse gleich weg, von dort, von Anna, die ihm zu einem Mutter-Ersatz geworden ist und die er auch wieder zu verlieren droht.

Es ist, als ob seine Umgebung nicht möchte, dass das Kind seinen Schmerz zeigt, vielleicht weil sie alle mit ihrem eigenen Schmerz um den Verlust der Tochter, Frau und Schwester zu tun haben. Ernst scheint ihnen den Gefallen zu tun. Er bleibt »brav« beziehungsweise entwickelt – in der Winnicott'schen Terminologie – ein »falsches Selbst«. Als Anna mit Max, Ernsts Vater, einen Tagesausflug macht, muss Ernst zurückbleiben. Was geschieht?

> »Und der Kleine hat sich hier so tadellos benommen, daß jeder von ihm begeistert ist und sich bereit erklärt, täglich für ihn zu sorgen, wenn es notwendig sein sollte. Er hat sogar am Morgen sein Bett ausgelegt, obwohl das niemand von ihm verlangt hat« (ebd., 141 AF).

Etwa dreißig Jahre später wird Anna Freud zusammen mit Dorothy Burlingham in dem Buch *Heimatlose Kinder* zu folgender Beobachtung kommen:

> »Von den Eltern getrennt, fühlt das Kind sich seinen feindseligen Wünschen gegen sie hilflos ausgeliefert. […] Das Kind ist

> unsicher, wieviel seine eigenen bösen Wünsche zu diesem Ausgang beigetragen haben, und fühlt sich durch ihr Wegbleiben bestraft. […] Die meisten Kinder benehmen sich um so folgsamer und gefügiger, je intensiver das Heimweh ist« (Freud & Burlingham, 1949, S. 43).

Es ist leicht vorstellbar, dass Ernstl sich in seiner Fantasie für den Tod der Mutter (und später für den Tod seines Bruders) schuldig fühlte. Diese Fantasie mag durch das abweisende Verhalten des Vaters noch verstärkt worden sein. »Bravsein« mag dann auch eine Form der Wiedergutmachung sein.

Zudem macht auch die Angst vor neuerlichen Trennungen, vor einem neuerlichen existenziellen Objektverlust Ernst »brav«. Die unbewusste Überlebensstrategie, sich die Objekte geneigt zu machen, sie an sich zu binden, um der gefürchteten Trennung zu entgehen, scheint aufzugehen. Man würde sich um ihn kümmern, heißt es. Das Kind hat ja auch kaum eine andere Wahl!

Solche unbewussten »Strategien« können wir auch bei unseren Patientinnen und Patienten finden. Ein sehr angepasstes Verhalten wird häufig als »Konfliktscheu« gedeutet. Konflikte bedeuten »Trennung«; der andere will etwas anderes als ich. Eine solche Trennung wird nicht ausgehalten, wenn sie mit einem »Objektverlust« gleichgesetzt wird. Dann ist es keine Trennung *innerhalb* einer Beziehung mehr, sondern ein Verlust. Menschen, die frühe traumatische Objektverluste erlitten haben, verhalten sich deshalb »objektsichernd«, sie versuchen es dem Objekt »recht zu machen«, damit es sie nicht verlässt. Dies geschieht dann zwangsläufig auf Kosten der autonomen Entwicklung und der Individuation.

Sigmund Freud hatte, wie gesagt, deutlich mehr Sympathien für den jüngeren Bruder, für sein »Heinele«. Zu Ernst war die Beziehung eher ambivalent. So nimmt Anna denn auch diesen oft in Schutz und schreibt ihrem Vater, dass man Ernst doch in der Beurteilung unrecht getan habe, denn er sei weder »fertig in seinem Charakter« noch selbstständig oder unzugänglich. Fremd sei er ihr allerdings, wenn eine »dumme Lustigkeit« über den Kleinen käme, die sich in Wortverdrehungen und Unsinnreden zeige (ebd., 140 AF). Man könnte sagen: Sobald dieses Kind zu sehr Kind ist und etwas triebhafter »spontane Gesten« offenbart, wird es den anderen offenbar »fremd«, es ist dann *anders* – auch das ein Akt der Trennung.

Für Ernst geht es schwer weiter. Das Verhältnis seines Vaters zu ihm verschlechtert sich dramatisch. Der Vater erträgt seinen kleinen Sohn nur zehn Minuten, wird dann ungeduldig und beide geraten aus der Fassung (ebd., 144 AF). Anna erkennt, wie schlecht es um Ernstl steht, dass er ein »armer Kerl« ist, »der viel entbehrt«, und wirbt bei ihrem Vater für ihn.

Inzwischen machen sich bei Ernstl Ängste breit: Er hat Angst, sich zu erkälten, Angst, sich den Magen zu verderben, und ist offenbar sehr vorsichtig und von jeder Unart sofort abzuhalten, wenn man sie für schädlich erklärt (ebd., 147 AF). Ernst nimmt seinen Körper als Objekt (vgl. Hirsch, 1998) und versucht, diesen zu kontrollieren, wo doch schon die anderen Objekte kommen und gehen, wie sie wollen. Er hat Angst vor dem Selbstverlust.

1922 werden die beiden Kinder dann doch getrennt. Das kleinere Heinele geht aufgrund seiner schlechten gesundheitlichen Verfassung zu Mathilde und Robert, wo er sich zunächst erholt, dann aber an den Folgen einer Miliartuberkulose am 19. Juni 1923 verstirbt. Jetzt hat Ernstl so ziemlich alle seine bedeutsamen Objekte verloren: Mutter, Vater, Bruder und Tante Anna!

Der Vater heiratet erneut, und es scheint, als sei in der neuen Familie kein Platz für Ernst. Er kommt mit 14 Jahren zu Eva Rosenfeld nach Wien, dann geht es drei Jahre später wieder auf eine Schule nach Berlin, das er 1933 verlassen muss. Abermals zurück nach Wien, Abitur, 1938 muss er auch Österreich verlassen. 1939 stirbt sein Großvater, Sigmund Freud, in London. 1940 kommt Ernst, jetzt »Ernest«, für 14 Monate in ein Internierungslager (Benveniste, 2008).

Trotz all dieser dramatischen und traumatischen Trennungserlebnisse gelingt es Ernest immer wieder, festen Boden unter die Füße zu bekommen. Er heiratet, bekommt einen Sohn und wird: Analytiker.

Im Alter von 63 Jahren kommt Ernest W. Freud während einer Gastprofessur mit der Arbeit auf der Neugeborenen-Intensivstation in Kontakt. Hier wurde Trennung, die Trennung von Mutter und Kind, erneut zu einem Thema: Es ging um die aus Sicht Ernest Freuds viel zu radikale Trennung der Neugeborenen von ihren Müttern. Er förderte die Voraussetzungen für den direkten

Hautkontakt zwischen Mutter und Kind. Über die frühgeborenen Kinder soll er gesagt haben: »I get hooked there« (von Lüpke, 2008, S. 132).

Sein Leben bleibt dennoch von Trennungen durchsetzt: Nach dem Tod von Anna 1982 folgt die Scheidung von seiner Ehefrau, 1987 kommt der gemeinsame Sohn Collin bei der Fahrt mit einem Sport-Tricycle ums Leben (Benveniste, 2008).

Ernest Freud lernt eine neue Partnerin kennen, und zwar in Deutschland. So kommt er nach Deutschland, geht erneut nach England, kommt wieder nach Deutschland – fort, da. Sein Interesse gilt fortan den Frühgeborenen und ihren Müttern, der Bindung und: den Kurzanalysen! Immer wieder Bindung und Trennung.

Es scheint, als sei es ihm oft gelungen, auch traumatische Trennungen kreativ zu bewältigen und sich immer wieder neu auf Objektbeziehungen einzulassen. Seiner Selbstanalyse zufolge sei das (zunächst unbewusste) Motiv seiner Forschungsarbeit der Versuch der Wiedergutmachung des Todes seines ungeborenen Geschwisters gewesen.

Ernsts Lebensgeschichte ist ein gutes Beispiel für das, was wir heute »Resilienz« nennen. Es ist zu vermuten, dass die »guten Objekte« seiner Kindheit – die Mutter, Anna Freud, wohl auch der Großvater, Eva Rosenfeld und andere – ihm dabei geholfen haben.

Gleichwohl ist damals in Ernstls Umgebung eher keiner auf die Idee gekommen, dass der Junge traumatisiert war, gleich mehrere traumatische Trennungen bewältigen musste. Man stelle sich einmal kurz vor, ein Kind, das solche Verluste erlebt hätte, würde von seiner Tante in eine kinderpsychotherapeutische Praxis gebracht!

Darauf, wie sich traumatische Trennungserlebnisse auf einen Menschen auswirken, werde ich im klinischen Teil noch einmal zurückkommen.

Separation und Individuation – Margaret S. Mahler

Die bahnbrechenden Forschungsarbeiten von Margaret Mahler, Fred Pine und Anni Bergman geben uns ein Instrumentarium an die Hand, mit dessen Hilfe sich die Trennungskonflikte von Menschen besser, wenn nicht überhaupt erst richtig verstehen lassen (Mahler et al., 1975).

Der Ursprung der menschlichen Trennungskonflikte und Trennungsdramen ist in jener Tatsache zu verorten, dass die biologische und psychische Geburt des Menschenkindes zeitlich nicht zusammenfallen. Während die biologische Geburt ein dramatisches, genau umrissenes (wenngleich mitunter auch quälend langes) Ereignis ist, handelt es sich bei der psychischen Geburt um einen sich langsam entfaltenden *intra-* und *interpsychischen* Prozess, dessen Anfang und Ende eher einem Flussdelta und der schließlichen Mündung gleichen. Beide Geburtsvorgänge sind störanfällig.

Mahler und ihre Kollegen bezeichnen die psychische Geburt des Menschen als *Loslösungs-* und *Individuationsprozess,* »die Entstehung eines Gefühls des Getrenntseins von seiner realen Welt und einer Verbundenheit mit ihr« (ebd., S. 13). Dieser Prozess strahlt in unser gesamtes Leben aus, seine Ausläufer können uns zeitlebens zu schaffen machen, uns vor psychische Herausforderungen stellen.

Die hauptsächlichen psychischen Errungenschaften spielen sich aber in der Zeit zwischen dem 4. und 5. sowie dem 30. bis 36. Lebensmonat ab. Diese Perioden nennen Mahler und Kollegen die Loslösungs- bzw. Individuationsphase.

Dabei betrachtet Mahler Loslösung und Individuation als zwei sich ergänzende Entwicklungen: Die Loslösung beschreibt den *intrapsychischen* Erwerb eines Gefühls des Getrenntseins von der Mutter und damit auch von der Welt im Allgemeinen. Es ist dies jene Phase, die Winnicott die »relative Abhängigkeit« nennt, in welcher »der Säugling auf irgendeine Weise seiner Abhängigkeit gewahr wird« (Winnicott, 1965, S. 113).

Die Individuation beruht nach Mahler auf kognitiv-affektiven und motorischen Errungenschaften, also auf Mitteln, die zu einem Gefühl der Selbstwirksamkeit führen. Das Gewahrwerden von Getrenntheit ist letztlich die Voraussetzung für die Entwicklung einer echten Objektbeziehung (Mahler et al., 1975, S. 13–19). Nur wenn man etwas als *außer sich* wahrnimmt (auch dann, wenn es in uns ist), kann man eine Objektbeziehung eingehen.

In der symbiotischen Phase, so denken wir, lebt der Säugling in einem Zustand der Undifferenziertheit, der psychischen Fusion mit der Mutter, in der das Ich noch nicht von einem »Nicht-Ich« unterschieden ist. Entsprechend sind in dieser frühen Phase

Außen und Innen auch nicht voneinander unterscheidbar. Dieser Zustand entspricht dem, was Michael Balint (1959) »freundliche Weiten« genannt hat. Wir müssen uns hierbei immer vergegenwärtigen, dass »Ich« sowie »Außen« und »Innen« ohnehin Begriffe aus der Erwachsenenwelt sind – andere haben wir nun einmal auch nicht zur Verfügung, um diese (angenommenen) Zustände zu beschreiben.

Margaret S. Mahler und Kollegen weisen darauf hin, dass es sich bei dem Begriff »Symbiose« um eine Metapher handelt! Anders als der Begriff es in der Biologie beschreibt, wo zwei *getrennte* Spezies miteinander einen »Deal« eingehen, also zu beiderseitigem Nutzen miteinander koexistieren, beschreibt der psychoanalytische Terminus gerade die *psychische Ungetrenntheit*. Das wesentliche Merkmal der Symbiose sei »die halluzinatorisch-illusorische somatopsychische *omnipotente* Fusion mit der Mutter und insbesondere die illusorische Vorstellung einer gemeinsamen Grenze der beiden in Wirklichkeit physisch getrennten Individuen« (ebd., S. 63f.).

Damit stehen wir vor der bekannten Frage, ob man bei einem vier Monate alten Säugling von einer »Vorstellung« sprechen kann. Wohl eher nicht. Es ist das »purifizierte Lust-Ich« (Freud, 1915c, S. 228) auf der Suche nach Behagen und Homöostase. Jedenfalls bekommen wir von außen, bei der Beobachtung eines solchen Lust-Ich-Babys, den Eindruck, dass es zunächst wenig Kontakt zur Außenwelt und damit auch zu uns aufnehmen kann und dass sich daran im Laufe der Zeit etwas ändert, nämlich dann, wenn am Horizont die Loslösungs- und Individuationsphase heraufzudämmern beginnt.

Differenzierung – erste Subphase (4./5. bis 12. Monat)

Der Eintritt in die Welt der Unterscheidungen: Der Säugling beginnt, seine Mutter (sehr zu deren Erbauung) anzulächeln. Und noch viel besser: Er scheint sie auch genau zu *meinen*. Er bedenkt bevorzugt sie (oder den Vater) mit seinem Lächeln, zum großen Entzücken der Eltern, die sich *erkannt* fühlen. Entsprechend reagiert der Säugling natürlich auch mit großer Begeisterung, wenn nun sein Lächeln erwidert wird. Das Gelingen dieser »Zweieinheit« (Mahler et al., 1975, S. 79) ist von großer Bedeutung, um die nachfolgenden Reifungsschritte gut ausgestattet in Angriff nehmen zu können. Gelingt diese Phase, bleibt sie in uns ganz offenbar später als ein verinnerlichter guter Heimathafen erhalten. Aus einem solchen verlässlichen Hafen kann man sowohl aus- als auch in diesen wieder einlaufen.

Mütter reagieren auf diese Phase sehr unterschiedlich. Zwischen den beiden möglichen Reaktionspolen – Unterstützung oder Erstickung – liegen selbstredend unendlich viele Zwischenschritte, und vermutlich reagiert eine Mutter auch nicht immer gleich, sondern je nach Konstellation mal so und mal so, aber – wenn es gut geht – im Großen und Ganzen so wie beschrieben.

Gerade zum Ende dieser Phase, also zum Ende des ersten und zu Beginn des zweiten Lebensjahres, sei, so Mahler und Kollegen, die Verschlungenheit der beiden Stränge Individuation und Loslösung besonders deutlich (ebd., S. 85). Zum Strang der Individuation gehören intrapsychische Autonomie, Wahrnehmung, Gedächtnis, Erkennungsvermögen und Realitätsprüfung. Zum Strang der Loslösung zählt Mahler die Differenzierung, Abgrenzung und die Abwendung von der Mutter. Ziel dieser Bewegungen ist schließlich die Verinnerlichung von Selbst- und Objektrepräsentanzen und deren Unterscheidung (ebd., S. 85f.).

Gelingt diese frühe Übungsphase nicht gut, dann kann es zu dem kommen, was Mahler »verzögertes« oder »vorzeitiges Ausschlüpfen« (ebd., S. 79) nennt. Das heißt, das Kind kann – beim *verzögerten*, retardierten Ausschlüpfen – erst später damit beginnen, sich zu differenzieren, weil es bei diesem Wagnis wenig Unterstützung der Mutter spürt und sich quasi selbst bemuttern muss. Das kostet Kraft und Zeit. Solche Kinder können dann ein »falsches Selbst« entwickeln, das heißt, sie geben sich und der Welt nach außen den Anschein, als seien sie in ihren emotionalen Fähigkeiten weiter, als sie es sind. Sie muten sich zu viel zu und überfordern sich, weil sie sich besonders mit ihrer bedürftigen Seite nicht an ein Objekt wenden können. Sie muten sich Gefühle zu, die sie allein noch nicht regulieren können.

Die Gegenseite ist das *verfrühte* »Ausschlüpfen«: Das Kind strebt frühzeitig der Differenzierung zu, hat dann aber unter Umständen mit massiven Trennungsängsten zu kämpfen. Ein solches Kind verfügt schon über Ich-Fähigkeiten, zum Beispiel motorischer oder kognitiver Natur, um sich zu trennen, kann diese Trennung aber emotional noch gar nicht aushalten. Ein solches verfrühtes »Ausschlüpfen« kann (muss aber nicht) die Folge einer sehr bedrängenden Mutter sein. Wir erinnern uns an die Idee Žižeks, der zufolge das Kind versucht, der Gefangenschaft in der Lust der Mutter zu entkommen. Man kann diesen Zustand als eine Art »Notreife« bezeichnen. Unter dem Druck der Ereignisse wächst das Kind (wie das Korn) scheinbar heran, aber seine emotionalen Bedürfnisse bleiben ungestillt und unentwickelt (das Getreidekorn sieht aus wie ein Korn, wird aber nicht so groß und enthält weniger Nährstoffe).

Beide Formen von Trennungskonflikten, das vorzeitige und das retardierte Loslösen, können auch im späteren Leben eines Menschen erneut auftauchen, was sich in den Geschichten unserer Patientinnen und Patienten immer wieder zeigt. In der Regel fällt uns die verzögerte Form eher als sogenannte Trennungsproblematik auf: Jemand schafft es in Schwellensituationen immer wieder nur schwer, sich zu lösen: von der Universität (der »Alma Mater«), einem Arbeitsplatz oder einer Wohnung, einer Therapie oder sogar von Theorien (auch von psychoanalytischen Theorien!), also von Objekten, die mütterlichen Schutz, Sicherheit oder Konstanz versprechen.

Die Neugier auf das Neue reicht mitunter nicht aus, um die Trennungsbewegung in Gang zu setzen. In solchen Fällen brauchen die Patienten durchaus manchmal einen mütterlichen oder väterlichen »Schubs«, der sie zum »Flüggewerden« animiert. Häufig stellt sich ein alter Trennungskonflikt nun in neuen Gewändern dar: Statt dass Eltern das nunmehr schon erwachsene Kind zum Aufbruch ermuntern, bauen sie das Nest in Form einer Einlieger- oder Dachwohnung aus, sodass das »Kind« nun bequem von zu Hause aus studieren kann. Hohe Mietpreise am Studienort helfen bei der Rationalisierung dieses Vorgehens. Aber wie schon in der frühen Phase der Individuation und Loslösung wird auch hier deutlich, dass die Trennungsängste meistens in den Eltern beginnen, bevor sie im Kind manifest werden.

Noch ein Wort zur Neugier: Bekanntlich entsteht diese, wenn ein Reiz von etwas Neuem oder etwas Verborgenem ausgeht. Dazu braucht es aber eben etwas, was neu oder verborgen ist, vielleicht gar ein Geheimnis. In einer Welt, in der scheinbar alles schon da ist oder scheinbar alles offen liegt, mag es schwer sein, noch Neugier zu wecken. Das Verborgene, das Geheimnis ist per se etwas Abgegrenztes, etwas, was vom Sichtbaren und Bekannten *getrennt* ist. Neugier möchte Grenzen überschreiten, was nur geht, wenn zuvor welche gezogen sind. Man kann dies durchaus als ein Plädoyer für Grenzen und für das »Geheimnis« verstehen. Wäre es nicht wünschenswert, dass jede generative Stufe auch ihre Geheimnisse birgt? Sosehr (ein Teil) unsere(r) Kinder umsorgt oder auch überversorgt zu werden scheint, so sehr werden sie doch auch oft überfordert, indem sie mit Themen der Erwachsenen konfrontiert, eher sogar *infiltriert* werden, zum Beispiel mit einem enormen Leistungsdogma, das die einen zu erfüllen suchen (und daran bisweilen fast zerbrechen) und auf das die anderen mit massiver frustrierter (Selbst-)Verweigerung reagieren. Fast grenzenlose Freiheiten bergen die Gefahr, dass wenig Motivation besteht, sich Freiräume zu suchen. Wenn fast jedes Geheimnis in einer Art reaktionsbildender Aufklärung zu früh ans Licht gezerrt wird, was gibt es dann noch zu entdecken? Wenn man als Jugendlicher oder gar als Kind schon fast alle Insignien des Erwachsenen hat, warum soll man dann noch erwachsen werden wollen, wo doch eigentlich nur noch zusätzliche Verantwortung hinzukommt? Wieso sollte man sich von etwas trennen, wenn man fürchten muss, dass es danach nur noch schlechter oder schwieriger werden kann?

Auch die vorzeitige, forcierte Ablösung begegnet uns im Erwachsenenleben und bei unseren Patienten stetig wieder, wird aber häufig nicht als Trennungskonflikt erkannt, da die Betroffenen nach außen autonom erscheinen. Wir sprechen dann von Pseudoautonomie. Diese Menschen haben es häufig eilig mit Entwicklungsschritten, sie bemühen sich zum Beispiel, Prüfungen frühzeitig abzulegen, forcieren Studium und Beruf und überfordern sich, weil sie diese Schritte emotional nur schwer bewältigen. Die Trennungsangst wird geleugnet, wirkt aber nach »innen«, und so kommt es zu Somatisierungen, zum Beispiel zu einer Herzneurose. Eine solche »Lösung« führt dann mitunter dazu, dass derjenige nun durch Krankheit am Voranschreiten gehindert wird. Manchmal geht das so weit, dass junge Erwachsene aufgrund ihrer Erkrankung wieder zu Hause einziehen »müssen«. »Offiziell« (bewusst) können sie darüber durchaus ärgerlich oder gar verzweifelt sein, »inoffiziell« (unbewusst) kommen sie so einem vom Über-Ich nicht tolerierten oder gar als verächtlich betrachteten Wunsch nach: die Nähe zu den primären Objekten zu suchen.

Übungsphase – zweite Subphase (12. bis 18. Monat)

Die Übungsphase vom 12. bis 18. Monat teilt sich in eine frühe und eine eigentliche Übungsphase auf. Die frühe zweite Subphase wird dadurch eingeleitet, dass das Kind beginnt, sich *fort*zubewegen. Es krabbelt, watschelt, rutscht und beginnt, sich physisch von seiner Mutter (und dem Vater) zu entfernen.

Die nach Mahler und Kollegen eigentliche Übungsphase beginnt mit dem aufrechten Gehen. Unterschieden werden dabei drei Entwicklungsstränge, die zum Gewahrwerden des Getrenntseins und damit zur Individuation führen:

a) die (relativ) schnelle Differenzierung vom Körper der Mutter,
b) die Schaffung einer spezifischen Bindung an diese sowie
c) das Wachstum der autonomen Ich-Funktionen, dies wiederum in enger Verbundenheit mit der Mutter.

Diese Entwicklungen ermöglichen dem Kind ein zunehmendes Interesse an der Welt um die Mutter herum, es vermag sich nun auch für Nicht-Mutter-Objekte zu interessieren und diese libidinös zu besetzen (Mahler et al., 1975, S. 87). Die Libido wandert von der Mutter zu anderen Objekten. Und genau von hier ausgehend beginnen die Winnicott'schen Übergangsobjekte ihre Rolle zu spielen. Oft wird dabei außer Acht gelassen, dass die Beziehung zu einem Übergangsobjekt ein Entwicklungsfortschritt und in der Regel nur dann möglich ist, wenn *zuvor* bereits eine halbwegs gute Beziehung zur Mutter bestanden hat.

Die Entwicklung der motorischen Fähigkeiten ermöglicht es dem Kind, sich von der Mutter *weg*zubewegen und dadurch buchstäblich einen anderen Blickwinkel zu bekommen. Das Kind kann seine Mutter nun aus der Distanz betrachten und sich an ihr erfreuen. Es kommt allerdings sehr darauf an, wie die Mutter diese frühen Explorationen der Nicht-Mutter-Welt begleitet. Mahler und Kollegen sahen, dass die Kinder, die den besten »Entfernungskontakt« hatten, sich – nicht überraschend – auch am weitesten in fremdes Territorium wagten (ebd., S. 89). Wenn eine Mutter den symbiotischen Kontakt zu ihrem Kind noch nicht aufgeben mag (was ihr nicht bewusst sein muss) und sie daher die Explorationen des Kindes unbewusst behindert (sie verhält sich »oknophil« im Balint'schen Sinne, also anklammernd), dann verlieren diese Kinder unter Umständen schnell den *inneren* Kontakt zu ihrer Mutter, sobald diese zu weit weg ist. Sofern der Mutter dieser Vorgang nicht bewusst ist, scheint es ihr unter Umständen so zu sein, als habe sie ein ängstliches, »klammerndes« Kind, während sie in Wahrheit deswegen ein ängstliches Kind hat, weil sie selbst es nicht gehen lassen kann und das Kind dies spürt und dadurch zutiefst verunsichert ist.

Optimal ist es also, wenn das Kind weggehen und wiederkommen *darf*. Die Mutter wird als »Heimatbasis« zum »Auftanken« immer wieder benötigt. Dies geschieht häufig durch intensiven körperlichen Kontakt.

Die »eigentliche« Übungsphase beginnt mit der Fähigkeit zum aufrechten Gehen und der entsprechenden beiderseitigen Begeisterung darüber. Das Kind entwickelt sein »Liebesverhältnis mit der Welt« (Greenacre, zitiert nach Mahler et al., 1975, S. 93). Die aufrechte Haltung führt erneut zu einem veränderten Blickwinkel (wer es nicht glaubt, bewege sich mal für längere Zeit auf allen vieren durch die eigene Wohnung …), und das Kind ist völlig begeistert von sich, seinen Fähigkeiten und seinen Entdeckungen; es kann die Erwachsenen dabei regelrecht mitreißen. Diese Begeisterung ist Begeisterung über die wachsende Autonomie sowie über die Fähigkeit, von der Mutter fortlaufen zu können. Tatsächlich haben Mahler und Kollegen eine erstaunliche Entdeckung gemacht: Anders als vielleicht manchmal angenommen und tradiert, machen Kinder ihre ersten Schritte häufig *von der Mutter weg* und eben nicht auf sie zu.

Die begleitende Begeisterung tröstet die Kinder dann (vorerst) über gewisse Unglücksfälle wie das Hinfallen, Sich-Stoßen oder andere Frustrationen hinweg. »Was soll's, ich kann laufen!« Das Kind verliebt sich in die Welt und in seine eigene Größe und Allmacht. Auf dem Gipfel dieser Allmachtsillusion (ebd., S. 283), etwa um den 15./16. Lebensmonat herum, ist der Narzissmus des Kindes entsprechend am stärksten bedroht, ist die Fallhöhe buchstäblich größer.

Die neuen Fähigkeiten nehmen das Kind so in Beschlag, dass es zeitweise das Interesse an der Mutter zu verlieren *scheint* – ein Moment, der für so manche Mutter nur schwer zu ertragen ist.

Und auch dies kann uns wieder zu dem kleinen »Hänschen« führen: Das Lied könnte als eine Bebilderung dieser Übungsphase verstanden werden. »Stock und Hut« weisen dabei auf den neu erworbenen aufrechten Gang hin. »Ist gar wohlgemut« auf die dem Kind vermutlich angeborene Aufbruchsstimmung. Die Mutter der frühen Liedversion kann sich – zwar traurig darüber, dass etwas vorbeigeht – gleichwohl doch freuen, denn sie glaubt daran, dass ihr Kind »es schaffen kann«. Sie ist zuversichtlich und lässt es ziehen. Entsprechend mutig schreitet Hänschen voran und wird zum Hans. Die Mutter der späteren Version erträgt diesen aufrechten Gang des Kindes, seine Individuation, nicht, und Hänschen kehrt zurück, kann kein Hans werden.

Wiederannäherung – dritte Subphase (18. bis 24. Monat)

Natürlich hat dieses ganze Voranschreiten, der Perspektivwechsel und die Möglichkeit, von der Mutter fortzulaufen, seinen Preis: Das Kind kann nicht mehr umhin, sich der Getrenntheit von der Mutter (und anderen Objekten) bewusst zu werden: zum einen durch die räumliche Distanz, zum anderen durch die verbesserten kognitiven Fähigkeiten. Ihm wird immer klarer: »Sie ist nicht ich, und ich kann auch nicht immer machen, dass sie macht, was ich will oder brauche. Schon gar nicht einfach nur dadurch, dass ich ein Bedürfnis fühle, noch nicht einmal dadurch, dass ich darauf aufmerksam mache. Sie ist für sich, ich bin für mich.«

Das ist durchaus ein mittelschwerer Schock, den wir alle überwinden mussten, und es mag sein, dass wir dies unser ganzes Leben hindurch immer mal wieder nicht glauben wollen. Aus Sicht von Michael Balint (1959, S. 73) stellt die schmerzliche Entdeckung, dass unsere existenziell notwendigen Objekte unabhängig von uns existieren, ein Trauma dar, das auf verschiedene Weisen verarbeitet wird. Es würde sich dann um eine Art anthropologisches Trauma handeln.

Ich würde an dieser Stelle nicht so weit gehen, diese Entdeckung als generelles und unvermeidliches Trauma zu definieren, gleichwohl kann sie zu einem solchen führen, wenn die existenziellen Objekte genau das tun, was man seit der Entdeckung ihrer Unabhängigkeit zu fürchten beginnt: dass sie einen nämlich auf die ein oder andere Weise *verlassen* – sei es, dass sie uns nicht helfen, die an dieser Stelle entstehenden Affekte zu regulieren, sei es, dass sie uns körperlich verlassen, sei es, dass sie uns körperliche Schmerzen zufügen, oder sei es, dass wir und unser von ihnen abhängiges Wohlbefinden ihnen gleichgültig sind, dass sie uns also psychisch oder physisch verlassen. Verharren aber diese unabhängigen Objekte (gerade auch während dieser Entdeckung) fest an unserer Seite, bleibt es wohl eher bei einem Trennungsschock als einem Trauma.

Gleichwohl führt dieser Schock zu einer erheblichen Verunsicherung und Beeinträchtigung. Mit dem Hochgefühl ist es erst einmal vorbei, stattdessen machen sich Trennungsangst, eine größere Empfindlichkeit und Stimmungsschwankungen bemerkbar. Das Kind versucht nun sicherzustellen, dass seine Mutter an all seinen Aktivitäten unbedingt Anteil nimmt. Es versucht, sich der Liebe seines Objektes zu versichern. Trotzdem möchte es nun auch nicht auf seine eben gewonnene Autonomie verzichten. Diese Ambitendenz drückt sich in unterschiedlichen Verhaltensweisen aus: Das Kind »beschattet« seine Mutter (»hängt am Rockzipfel«, wie man so sagt, oder klammert sich an, wie Balint es nennt) oder es läuft weg und lässt sich begeistert wieder einfangen. Wer hinter jemandem herrennt, dem muss ja wohl etwas an einem liegen.

Diese Ambivalenz setzt zum Beispiel Ernstl mit seinem »Fort-da-Spiel« geradezu in Szene. Zur Erinnerung: Er ist eineinhalb Jahre alt, als er sein Spiel erfindet, das heißt (nach Mahler) gerade zwischen der Übungsphase und der Phase der Differenzierung.

Alles in allem beginnt dem Kind seine schwierige Lage zu dämmern: Es ist so klein und hilflos, es ist – und das ist ein Skandal für sich – abhängig.

Die Mutter ist gefordert, mit der Ambivalenz des Kindes – und ihrer eigenen – einen entspannten Umgang zu finden, denn wohl ahnt das Kind die Trennung von seiner Mutter, akzeptieren will es diese aber nicht und versucht, sie auf verschiedenen Wegen wieder ungeschehen zu machen (siehe »Ernstls« Garnrollenspiel). Die Mütter werden als »Erweiterung des Selbst« (Mahler et al.,

1975, S. 125) benutzt, zum Beispiel durch die »Mama soll dies«- oder »Mama soll das«-Sätze. Diese häufig von den Müttern als Machtkampf erlebten Szenen sind in der Tat ein Machtkampf; gekämpft wird um den Grad der Einsicht, dass Mutter und Kind voneinander getrennte, aber als solche auch verbundene Objekte sind. Die Verbundenheit wiederum kann eben nicht von einem der Objekte »gemacht« werden, sondern jedes Objekt muss sie freiwillig eingehen. Das ist das Geheimnis der Abhängigkeit.

Auch hier haben die Eltern wieder die Aufgabe, die Kinder einerseits zu ermutigen, neue Schritte zu wagen, und andererseits für das »Auftanken«, für Regressionen (also Rückschritte) zur Verfügung zu stehen. Das sind die berühmt gewordenen Regressionen »im Dienste des Ichs«, Regressionen, welche die nötige Erholung für neues Wachstum schaffen.

Konsolidierung – vierte Subphase (24. bis 36. Monat)

Gehen die Eltern diese Bewegungen mit, dann kann beim Kind allmählich die Entwicklung der *Objektkonstanz* beginnen, also der Fähigkeit, »sich eine konstante Vorstellung vom Liebes-Objekt über Trennungen und wechselnde affektive Stimmungslagen bzw. Interaktionen hinweg zu erhalten« (Fischer, 2014, S. 650).

Laut Margaret S. Mahler und Kollegen (1975) besteht die Hauptaufgabe der vierten Subphase in der Entwicklung zweier bedeutender Konstanten bezüglich des Ichs und des Objekts: zum einen in der Erringung einer in mancherlei Hinsicht lebenslang gleichbleibenden Individualität, zum anderen in der Erlangung eines gewissen Maßes an Objektkonstanz. Das heißt, das Kind beginnt sowohl von sich als auch von seinen bedeutsamen Objekten ein möglichst stabiles *inneres Bild* zu errichten. Damit eine solche Aufgabe gelingt, sind vor allem sehr viele positive Interaktionserfahrungen vonnöten, die bereits in der symbiotischen Phase stattfinden. Das Kind bildet Vertrauen aus, wenn es immer wieder die Erfahrung macht, dass die Mutter oder andere bedürfnisbefriedigende Instanzen wiederkehrende Spannungszustände reduzieren oder aufheben.

Die Mutter kommt in der (vorerst sprachlosen) Welt des Kindes in verschiedensten sinnlichen Erscheinungsformen vor: als *körperlich-sinnliches*, das heißt *ästhetisches Objekt*, das hält, wärmt und stillt, aber in manchen Fällen auch schmerzt oder abwesend ist; als *akustisches* Objekt, also als Stimme, Atmen, Herzschlag, Gesang; als *olfaktorisches* Objekt; als Objekt, das satt macht oder hungrig lässt; als Objekt, das beruhigt oder nicht; als anwesendes oder abwesendes Objekt.

Fischer weist auf den sehr wichtigen Umstand hin, dass der (sprachlichen) Konstruktion des *konstanten* Objekts eine dialektische Negation zugrunde liegt: Konstanz ist demnach keine Eigenschaft, die dem Objekt inhärent ist; lebende Objekte können in dem Sinne nicht konstant sein, weil sie sich ständig verändern. Konstant sei vielmehr, so Gottfried Fischer, der Wechsel seiner sinnlichen Erscheinungsweisen (Fischer, 2014, S. 650f.). Das Kind (und später auch der Erwachsene) muss lernen, sich auf die unterschiedlichsten sinnlichen, das heißt *ästhetischen Erscheinungsformen* »seiner« Objekte einzustellen, diese Erscheinungsformen auch mit bestimmten Faktoren und eigenen Gefühlszuständen zu verbinden (zum Beispiel: Ich bin hungrig, das Objekt wird mich sättigen; ich bin müde, es wird mich wiegen und beruhigen etc.). Diese sinnlichen Erscheinungsformen sollten sich allerdings in einem bestimmten Rahmen abspielen, sodass sie für das Kind zu einigermaßen verlässlichen konstanten Wechseln werden. Ein Objekt, das zwischen seinen sinnlichen Erscheinungsformen wild hin und her pendelt, sich nicht auf das Kind einstellt, sodass dieses keine Verknüpfungen zu seinem inneren (Er-)Leben herstellen kann, gar Schmerzen zufügt, wird selbstverständlich kaum als »konstant« wahrgenommen und entsprechend auch zu keiner verlässlichen Bindung führen.

Je weniger verlässlich das Kind seine Objekte erlebt, desto mehr wird es versuchen, sie sich verlässlich »zu machen«, das heißt, sie zum Beispiel zu »beschatten«. Es wird also versuchen, Trennung zu vermeiden. Es wird – wenn man so will – etwas »oknophil« (Balint). Je mehr das Kind seine Objekte »bewachen« muss, desto weniger Energie steht für das Entwickeln der Autonomie und auch der Kreativität zur Verfügung.

Da ein Objekt nun einmal nicht immer in gleicher Weise erscheint und selbst bei großem Bemühen nicht immer punktgenau die inneren Zustände des Kindes treffen kann, steht das Kind vor der zweiten großen Aufgabe, nämlich die »guten« (befriedigenden) Aspekte seines Objektes mit den »bösen« (unbefriedigenden) Aspekten zu verbinden und sie *einem* Objekt zuzuschreiben. Nur wenn das gelingt, vermag sich das Kind zum Beispiel bei Abwesenheit seiner Mutter (was diese zu einem »bösen«, da nicht befriedigenden Objekt macht) deren »guter« Aspekte zu erinnern und sich so über ihre Abwesenheit hinwegzutrösten.

Nach der Vorstellung von Mahler und Kollegen (1975) ist diese Fähigkeit in der Regel nicht vor dem dritten Lebensjahr vorhanden, dann aber – im Allgemeinen – beständig genug, was soziokulturell seine Ausprägung darin finde, dass man dieses Alter gemeinhin als Eintrittsalter für den Kindergarten ansehe. Erst in diesem Entwicklungsstadium ist das Kind in der Lage, während einer Trennung von der Mutter ein verlässliches inneres Bild von ihr abzurufen und damit die Trennung auch kreativ zu bewältigen. Selbstverständlich heißt das nicht, dass es nicht immer wieder zu (Trennungs-)Krisen kommen kann: Das Kind kann beispielsweise den Abschied als besondere Schwelle spüren und weint, wenn die Mutter sich anschickt zu gehen, aber spielt, sobald sie dann wirklich weg ist.

Je besser, je sicherer die Objektkonstanz (auf beiden Seiten!), desto stärker ist die Fähigkeit zur Trennung, und das bedeutet nicht nur, eine Trennung auszuhalten, sondern die eigene Autonomie genießen zu können – ein Phänomen aus dem »erwachsenen« Leben: Erinnern Sie sich an das erste Mal, als Sie – nach bestandenem Führerschein – ganz allein Auto gefahren sind!

Philobathie und Oknophilie – Michael Balint

Der ungarische Psychoanalytiker Michael Balint entwarf 1959 in seinem Buch *Angstlust und Regression* zwei extreme Typen von Menschen (am ehesten »Idealtypen« im Sinne Max Webers): den *Oknophilen* und den *Philobaten*, mittels derer sich weitere Verständnismöglichkeiten von Trennungskonflikten gewinnen lassen.

Ausgehend von seiner Beobachtung, dass Jahrmärkte offenbar ein auf der ganzen Welt existierendes Phänomen sind, beschäftigte er sich mit den gängigen Lustbarkeiten dieser Veranstaltungen. Als da wären:

1. ein primitives Angebot von allerlei Esswaren (etwa Zuckerwatte), die offenkundig der Befriedigung einfacher oraler Triebe dienen sollen (Balint, 1959, S. 18);
2. ein breites Angebot »aggressiver Spiele«, bei denen geschossen, geworfen oder sonst wie zerstört wird und – der Clou – man dafür auch noch eine Belohnung erhält (ebd.), also eine Befriedigungsmöglichkeit aggressiver und destruktiver Triebe;
3. das, was heute oftmals unter »Fahrgeschäften« zusammengefasst wird, deren Entwicklungen auch immer weiter in die buchstäbliche Höhe geschraubt werden.

Nun lebte Balint in einer Zeit vor dem Bungee-Jumping und vor mit Menschen bemannten (fast) zu Boden stürzenden Glaskapseln, aber die von ihm beobachtete Dynamik existiert noch heute. Diese Attraktionen erfordern von jenen, die sich auf sie einlassen, zunächst ein gewisses Maß an Angst vor einer äußeren Gefahr, dann aber ein Verlassen einer Sicherheitszone, das heißt ein freiwilliges Sich-darauf-Einlassen, sowie die mehr oder weniger starke Zuversicht, die Gefahr könne durchgestanden werden, denn man würde am Ende den sicheren Hafen ja doch wieder erreichen. Die sich dabei einstellenden Gefühle von »Furcht, Wonne und zuversichtlicher Hoffnung angesichts einer äußeren Gefahr« (ebd., S. 21) bildeten das Grundelement der *Angstlust*, des »Thrills«.

Das Bedürfnis nach *dem Thrill* scheint heutzutage mit unseren technischen Möglichkeiten einerseits und mit dem gewohnten Leben in großer Sicherheit andererseits (zumindest auf einigen wenigen Flecken dieser Erde …) deutlich zu wachsen. Offenbar setzt eine Art Gewöhnung ein, die immer größere Eskapaden notwendig macht, um in den Genuss dieses Gefühls zu kommen. Es scheint die Überzeugung zu wachsen, auch die allergrößten Achterbahnen lebend wieder verlassen zu können.

Die Philobaten – scheinbar unabhängig und heroisch

Das Bedürfnis nach einer Art Aufregung gilt allerdings nur für einen Teil der Menschen, und zwar für jene, die Michael Balint *Philobaten* nennt (Balint, 1959, S. 21), in Anlehnung an den

Akrobaten, den in die Höhe Springenden, den auf den Zehenspitzen Stehenden, der eben solche »Thrills« liebt. Das passive *Yin* zu dem aktiven *Yang* ist der *Oknophile* (von griechisch *okneo*: sich scheuen, sich anklammern, zögern), dessen Bedürfnis nach derlei »Thrills« sich massiv in Grenzen hält, der solche Fahr- und Sprunggeschäfte gern den anderen überlässt und sich stattdessen am liebsten an etwas festklammert (ebd., S. 22), besonders wenn seine Sicherheit in Gefahr ist – und *gefühlt* ist diese eben oft in Gefahr, nämlich immer dann, wenn kein Objekt, an das man sich klammern *könnte*, in der Nähe ist.

Auf den ersten Blick scheint die oknophile Haltung die ursprünglichere Form dieser Verhaltensweisen zu sein. Der ungarische Kollege (und »Couch-Bruder« von Balint, Imre Hermann) hat das Anklammern als eine frühe Form der Objektbeziehung erkannt. Und genau betrachtet, verzichtet auch der Philobat nicht auf ein Quäntchen Oknophilie, auf ein Objekt zum Festhalten, wie zum Beispiel die Stange des Seiltänzers, das Lenkrad des Autofahrers, die Skistöcke. Selbstredend haben diese Objekte einen jeweils ganz praktischen Wert, aber die Verführung, sich jenseits dieses Nutzens an ihnen festzuklammern (völlig dysfunktional, was ihren praktischen Wert angeht), ist eben groß. Das könnte zum Beispiel das reflexhafte Phänomen erklären, dass Menschen, die etwas in der Hand halten, während sie stürzen, den Gegenstand häufig noch nach dem Sturz in der Hand haben, obwohl es für sie günstiger gewesen wäre, den Gegenstand loszulassen.

Kein Wunder, stellt Balint doch fest, dass oknophile (in der Regel konkrete) Objekte eben ein Symbol der ursprünglichen größten Sicherheit, der verlässlichen liebenden Mutter bedeuten (ebd., S. 25). Damit haben Philobaten aber wohl doch einen entscheidenden Vorteil auf ihrer Seite: Sie scheinen in der Lage zu sein, *Symbole* zu verwenden! Diese erlauben ihnen, zum Beispiel in ihrer Funktion als Übergangsobjekte, die Trennung von den realen Objekten zu vollziehen.

Nichtsdestotrotz (abgesehen von diesen oknophilen Resten) macht der Philobat den Eindruck größter Unabhängigkeit, als auf sich selbst stehend, fern jeder Unterstützung und sich nur auf sich selbst verlassend (ebd.). Sein äußerlicher Ausdruck: ein mutiger aufrechter Stand, also wenig Kontaktfläche mit Mutter Erde und – alles in allem – recht weit von ihr entfernt.

Wir erinnern uns an Hänschen klein, das wohlgemut mit Stock (und Hut) aufrecht mit oknophilem Übergangsobjekt in die weite Welt hinausgeht. Die »weite Welt«, das sind die »freundlichen Weiten« (ebd., S. 30), aus denen die philobatische Welt besteht. Der Philobat lebt in diesen freundlichen Weiten, fühlt sich in diesen geborgen und *vermeidet* gerade den Kontakt zu Objekten, denn diese sind es, die ihm die Probleme bereiten, wie etwa dem Piloten, für den die Landung, also der Kontakt mit Objekten, gerade das Gefährliche ist. Die philobatische Welt ergibt sich aus Distanz und (guter) Fernsicht (ebd.).

Die *Illusion* des Philobaten besteht in der Annahme, dass er außer seiner Ausrüstung und sich selbst keines weiteren Objektes bedürfe. Es steht in seiner Macht, die Welt zu erobern, und das Einzige, was er tun muss, ist, die Welt um sich herum zu beobachten, wofür die Fernsicht notwendig ist. Er will die Objekte im Blick behalten, ohne ihnen zu nahe kommen zu müssen. (Dabei eröffnet ihm die heutige digitale Welt mit ihren Möglichkeiten, die anderen – *abstrakt* – »im Blick« zu haben, nahezu unbegrenzte Felder.) Der Philobat muss darauf achten, die Distanz zu jenen Objekten zu wahren, die den Kontakt zu seinen freundlichen Weiten stören. Erlaubt sind nur solche Objekte, die das Leben in den freundlichen Weiten unterstützen oder vertiefen. Seine Objekte sind Nebendarsteller, die sich glücklich schätzen können, ihn, den Philobaten, getroffen zu haben. Er muss daher auch keine Sorge haben, sie zu verlieren, und hegt auch keine Zweifel, dass er bei Bedarf neue oder »passendere« Objekte für sich finden kann.

Der Philobat hält sich aber weitgehend von Objekten fern, die seiner Ansicht nach ohnehin nur falsche Sicherheit bieten, und beweist jeden Tag aufs Neue, dass er allein und aufrecht dastehen kann, also unabhängig ist. Letztlich braucht er nichts, und wenn doch, dann ist er zuversichtlich, dies auch zu bekommen. Gefahren sieht er ins Auge, getragen von seiner Zuversicht, sie zu bewältigen, aber auch von seinem Misstrauen gegenüber Objekten, die seinen Kontakt zu den freundlichen Weiten zu stören drohen.

Dem Philobaten liegt die *Trennung* von seinen Objekten, denn scheinbar hat er bereits anerkannt, dass Subjekt und Objekt getrennt voneinander existieren und existieren können. Doch

Vorsicht ist geboten. Wir werden noch sehen, dass es sich hier mehr um eine Pseudotrennung und auch nur um eine Pseudounabhängigkeit handelt.

Die Objekte innerhalb einer philobatischen Haltung haben Selbst-Objekt-Charakter, das heißt, es sind – von der Psyche des Philobaten aus betrachtet – solche, die der Erweiterung seines Selbst dienen, ganz deutlich wird das bei seinem Equipment, den Ausrüstungsgegenständen, die nicht zuletzt auch deshalb wie ein Teil seiner selbst gehegt und gepflegt werden. Dies widerspricht auch nicht dem Balint'schen Gedanken, dass die Gegenstände Symbole der Mutter darstellen, denn diese fungiert in der betreffenden Entwicklungsphase als ein Selbstobjekt, als ein Objekt, das keine eigenen Interessen verfolgt und ganz dazu da ist, die Bedürfnisse des Kindes zu erfüllen, möglichst ohne dass das Kind sie äußern muss.

Balint war der Ansicht, das philobatische Weltverständnis beruhe auf den Erfahrungen aus der Zeit der *primären Liebe*, einer Welt des »strukturlosen, primitiven Zustandes« (ebd., S. 70), die nur aus »freundlichen Substanzen« besteht, die freundliche Weiten bilden. »Weite« ist hier als »psychische Weite« in Form einer Grenzenlosigkeit zwischen Selbst und Objekt zu verstehen. Das Objekt umgibt das Subjekt haltend, nicht einengend, ohne dem Subjekt irgendein Unlustgefühl zu bereiten. Die umgebende objektale Welt ist für das Subjekt da, ohne als solche in Erscheinung zu treten. In eine solche *symbiotische* Welt regrediert der Philobat und meint, die philobatische Welt beruhe durchaus auf einem trügerischen Bild, bestimmt von der Allmacht des Subjekts.

Um sich dieses – narzisstische – Weltbild erhalten zu können, greift der Philobat auf einen Trick zurück: Er versucht, so viele persönliche Fertigkeiten wie möglich, *Skills*, zu erwerben. Diese Geschicklichkeit soll nicht nur den Zuschauer (etwa des Akrobaten), sondern vor allem ihn selbst (!) in der Illusion wiegen, er könne die Welt nach seinem Gutdünken gestalten. Indem der Philobat trainiert und arbeitet, seine Fertigkeiten vervollkommnet, kann er sich in dem Zustand der Selbstsicherheit wiegen. Er kann »fliegen«!

Darin liegt ein Grund, warum älter werdende Philobaten in massive Lebenskrisen geraten können, wenn sie spüren, dass ihre Kräfte nachlassen und ihr bisheriges Weltbild ins Wanken gerät.

Nichts ist für den Philobaten schlimmer als die Trennung, der Verlust von eigenen Fähigkeiten! Auf einmal lässt sich die Illusion der Unabhängigkeit von den Objekten nicht mehr aufrechterhalten. Er reagiert darauf, wie man auf Trennungskonflikte reagieren kann: leugnend oder depressiv.

Leugnet der Philobat die Trennung, das Nachlassen von (häufig körperlichen) Fähigkeiten, dann entsteht das Bild des traurig anmutenden, alternden Akrobaten, des Menschen, der sich immer wieder zu Höchstleistungen quält und sich kasteit, um nicht die Illusion der Allmacht zu verlieren. Oft mutet er sich dabei zu viel zu und – stürzt ab, tragischerweise manchmal im buchstäblichen Sinne. Aufsehenerregend ist es, wenn Kinder oder Jugendliche zu kleinen Philobaten heranwachsen. Hier gibt es ein wichtiges Paradoxon zu beobachten: Die (mehr oder weniger) freundlichen Weiten suchend, scheinen sie für ihr Alter schon sehr weit entwickelt und von den Eltern getrennt zu sein. Es besteht aber der Verdacht, dass sie gerade sehr häufig als Selbst-Objekte ihrer Eltern fungieren und beispielsweise deren philobatische Träume ausleben (müssen). Meistens wird in diesen Fällen seitens der Eltern sehr betont, der jeweilige Wunsch sei ganz allein aus dem Kind heraus entstanden. Dabei wird häufig übersehen, dass solche philobatischen Abenteuer-Wünsche zwar für Kinder nicht ungewöhnlich sind, ungewöhnlicher ist es, wenn die Eltern diese Wünsche nicht in der Fantasie des Kindes belassen können, sondern sie mittels der Kräfte der Erwachsenen in die Realität umzusetzen suchen.

Philobatische Szenen – Kinder am Kilimandscharo

Der 2004 geborene Tyler Armstrong *scheint* ein solcher Prototyp eines Philobaten zu sein. Achtjährig bestieg er den Kilimandscharo (5895 m) und mit neun Jahren den Aconcagua (6962 m) in den Anden. Nun sollte es 2016 – vermutlich folgerichtig – auch der Mount Everest sein, gilt es doch einen Rekord zu brechen, denn der jüngste Bezwinger des Mount Everest – Jordan Romero – war 13 Jahre und zehn Monate alt, als er auf dem Dach der Welt ankam (beide Kinder wurden immer von ihren Vätern begleitet). »Ich tue das, um andere Kinder zu inspirieren, nach draußen zu gehen und sich Ziele fürs Leben zu setzen«, hat Romero (2010) gesagt. So weit, so schlecht! Warum müssen es solche extremen Ziele sein? Romero stieg extra von der tibetischen Seite auf, weil es – vernünftigerweise – vonseiten Nepals keiner Sondergenehmigung für Jugendliche bzw. Kinder bedurfte.

Die Vorbereitung war hart und lang, Jordan wurde von seinem Vater trainiert. Passiert sei *nichts Schlimmes*, heißt es, er sei *nur* einmal ein Stück von einer Eislawine mitgerissen worden. »Ich fand das alles nicht so schlimm«, sagte Jordan (*Der Spiegel* 2011). Interessant aber der Zusatz: Schwer sei ihm nach eigenen Angaben nur gefallen, so lange von zu Hause weg zu sein (ebd.).

Nach allerlei Kritik wurde nun – vernünftigerweise – dem jetzt 13-jährigen Tyler Armstrong die Genehmigung seitens der chinesischen Behörden verweigert. Der nepalesische Tourismusminister kommentierte eine angestrebte Altersbegrenzung mit dem Hinweis, man könne nicht jedermann auf den Mount Everest steigen und dort sterben lassen. Bis zum Jahr 2013 wurden dort 248 tote Bergsteiger gezählt.

Im April 2014 kamen bei einem Lawinenunglück sechzehn Nepalesen ums Leben. Im Mai 2014 bestieg Malonath Poorna als bisher jüngstes Mädchen mit 13 Jahren und 11 Monaten den Mount Everest. Es heißt, sie habe erst acht Monate zuvor erste Erfahrungen mit dem Bergsteigen gesammelt.

Man könnte auch ganz schlicht fragen: Was soll das? Worum geht es hier eigentlich? Und *wie* geht das eigentlich?

Das Ziel dieser Veranstaltungen ist ihrer Voraussetzung nach recht ähnlich: So etwas geht nur, indem die Abhängigkeit von Objekten geleugnet wird. Gelingt dies, hat man sich bewiesen, dass man keine Objekte braucht (wer redet zum Beispiel von den Sherpas, die im Zweifel die gesamte Ausrüstung tragen, Kostenpunkt rund 13.000 bis 65.000 US-Dollar?).

Und was soll das?

Nun, es ist wohl keine überbordende Interpretationswut, wenn man davon ausgeht, dass diese Kinder eine Selbst-Objekt-Funktion für ihre Eltern haben. Sie sollen das Selbst ihrer Eltern erweitern und für sie Konflikte lösen, zum Beispiel auch Trennungskonflikte. Sowohl Tyler als auch Jordan versichern immer wieder, dass der Wunsch, diese Berge zu besteigen, einzig und allein aus ihnen erwachsen sei. Das mag stimmen, Kinder wünschen sich auch, Astronaut zu werden – allerdings hat man bisher noch kein Kind bei Weltraummissionen mitfliegen lassen. Bisher. Warum sollten Kinder nicht solche Wünsche haben, haben dürfen? Aber es sind eher die Erwachsenen, die diesen Wunsch realisieren, und es gehört zu der beschriebenen Leugnung, so zu tun, als brauchte das Kind die Erwachsenen nicht und könnte alles allein.

Das Verheerende ist hier nicht, dass Kinder den Wunsch äußern, den Mount Everest zu besteigen, das Verheerende ist, dass die Eltern ihre Kinder instrumentalisieren, um diese Wünsche zu realisieren – alles Aspekte misslungener Trennungsprozesse: Trennungen von eigenen Wünschen, die man nicht realisiert hat, vorläufige Trennungen von Wünschen, die sich noch nicht realisieren lassen (das Aufschieben von Wünschen), Anerkennung des Unterschieds zwischen Erwachsenen und Kindern, Anerkennung der Tatsachen, dass das Leben der Eltern bereits fortgeschritten ist und das der Kinder gerade erst beginnt und sie die Eltern (wenn sie nicht bei den waghalsigen Aktionen zu Schaden kommen) überleben werden.

Man könnte auch die Idee haben, dass diese Kinder ihren altersgerechten Objekten und Entwicklungsaufgaben ausweichen. Sie bewegen sich stattdessen frühzeitig in der Welt der Erwachsenen, ohne bereits körperlich und psychisch dafür ausgestattet zu sein. Solche »Wunderkind«-Geschichten waren und sind immer noch spektakulär. Für sie scheinen übliche Altersgrenzen nicht zu gelten; in der Regel sorgen dafür die Erwachsenen, die sie nicht zuletzt auch kräftig vermarkten.

Aber die Philobaten-Gemeinde ist groß, Exemplare sind überall zu finden. Man sucht angeblich die »freundlichen Weiten«, beweist sich seinen Mut und seine Unerschrockenheit, vor allem aber seine Unabhängigkeit und die unbedingte Fähigkeit, sich auf sich selbst zu verlassen und alles allein zu bewältigen.

Wir lassen uns von Gummibändern in Schluchten stürzen (und können nicht mal die Sicherungsleinen selbst richtig anbringen), segeln auf teuren Yachten in wilder See herum (und brauchen jede Menge Leute, die das Segeln und die Arbeit erledigen), machen Radtouren in den Alpen (und lassen uns das Gepäck mit Bussen von A nach B fahren) etc. Allein ein Drei-Stunden-Spaziergang, auf dem man sein »Gepäck« selbst trägt, erscheint manchen also als zu gefährlich oder zu mühsam.

Das Ziel kann man vielleicht auch so zusammenfassen: sich die Illusion seiner Unabhängigkeit und damit letztlich von Unsterblichkeit zu bewahren. Der Preis dafür sei, so Balint, der Zwang zu einer nicht enden wollenden Wiederholung der Urtrennung, indem der Philobat immer wieder die sichere Zone verlassen muss, um sich zu vergewissern, dass er sie (aus eigener Kraft) wieder erreichen und die Harmonie mit der Welt wiederherstellen kann. »Ich brauche niemanden, die Welt ist mir freundlich gesinnt, ich kann alle Gefahren beherrschen. Solange mir keine Objekte in die Quere kommen, kann mir nichts passieren« – so in etwa dürfte das klingen.

Der Vorteil für den Trennungskonflikt ist folgende mögliche Fantasie: »Ich habe keinen Trennungskonflikt, weil es gar nichts gibt, wovon ich mich trennen müsste. Und falls doch, ist das nicht so schlimm, weil ich es nicht brauche oder aber sofort einen Ersatz (er-)finden werde.«

Die Oknophilen – anklammernd und scheinbar hilflos

Ganz anders die Haltung und das Weltbild des Oknophilen. Für ihn gibt es keine *freundlichen* Weiten, sondern vielmehr »furchterregende Leerräume« (Balint, 1959, S. 28). Der Oknophile lebt »von Objekt zu Objekt« (ebd.); ist er gezwungen, es zu verlassen, befällt ihn Angst. Beruhigung tritt erst wieder durch Kontakt zu einem Objekt ein. Das Subjekt versucht sich also zu retten, indem es sich an das Objekt anklammert, psychisch wie physisch, um es nicht zu verlieren.

Der Kontakt zu dem Objekt besteht aus einer durchaus primitiven (oder sehr frühen) Objektbeziehung, in der das Objekt kaum als etwas »Ganzes«, sondern als *Teilobjekt* wahrgenommen und daran gemessen wird, ob es die Bedürfnisse des Subjekts zu stillen vermag. Es soll da sein, wenn es gebraucht wird, eigentlich schon vorher, damit das Brauchen (und damit die Abhängigkeit) gar nicht erst gefühlt werden muss.

Michael Balint arbeitet heraus, dass eine solche Objektbeziehung unweigerlich in eine Enttäuschung münden *muss*. Das gilt sowohl für die realen frühen Objektbeziehungen als auch für deren »Wiederholungen«, zum Beispiel im Rahmen von Übertragungen. Zum einen kann sich niemand ununterbrochen anklammern, zum

Beispiel dann nicht, wenn man schläft. Ein nicht zu vernachlässigender Grund für Schlafstörungen liegt in dieser Art der Objektbeziehungen: Möchte man schlafen, muss man die Objekte Objekte sein lassen, die Welt fahren lassen können, also die Kontrolle vollständig aufgeben – über die Objekte und sich selbst.

Zum anderen hat jedes Objekt, auch wenn das Subjekt es nicht wahrhaben und nichts davon hören will, ein Eigenleben, das heißt, mag es auch noch so empathisch und zugewandt sein, es kommt der Moment, da es eigenen Bedürfnissen nachgeht. Welch ein Schlag ins Kontor des anklammernden Subjekts!

Da seine Beziehung zu *seinem* Objekt sehr häufig eine *Teilobjektbeziehung* ist, also eine, bei der nur ein Aspekt des Objekts überhaupt zur Kenntnis genommen wird (und der kann zudem noch durch Fantasien über dieses Objekt erheblich modelliert sein), kann durch Enttäuschung an diesem einen Teil das gesamte Objekt unbrauchbar werden. Es nützt dann nichts mehr, dass es sonst für einen da ist, wenn es eben *jetzt* nicht da ist.

Es lässt sich schon an diesen beiden Aspekten erkennen, dass für das oknophile Subjekt so etwas wie *Trennung* nicht infrage kommt, schon allein deswegen nicht, weil das Subjekt dafür gar kein Konzept, keine Vorstellung hat. Die Welt endet ganz einfach, sobald das Objekt nicht verfügbar ist.

Die Hauptenttäuschung in der Anklammerungsstrategie besteht jedoch darin, dass sie nicht zum Ziel führen *kann*, weil sie diesem Ziel geradewegs entgegenarbeitet. Besteht doch der Wunsch genau darin, vom Objekt *gehalten* zu werden und sich nicht verzweifelt anklammern zu müssen, eben nicht aktiv sein zu müssen, sondern passiv sein zu dürfen. Balint beschreibt dies als »tieftragische Situation«, weil man umso weniger vom Objekt gehalten wird, je mehr man sich anklammert (ebd., S. 66).

Das Gefühl, sich das Objekt nur durch Anklammern erhalten zu können, ist per se beschämend und eben nur ein trauriger und fad schmeckender Ersatz für das (passive) Gehaltenwerden. Aus diesem Grund, so Balint, muss eine solche Objektbeziehung unausweichlich zur Ambivalenz führen (ebd., S. 29). Man braucht das Objekt zwar, aber man hasst es auch dafür, auch dafür, dass das Brauchen so einseitig zu sein scheint. Dass es das häufig gar nicht ist, das Objekt vielleicht auch das Subjekt braucht, kann das oknophile Subjekt gar nicht erfahren, weil es die Leerstelle, diesen Moment der Schwebe, der entstünde, wenn es losließe, unbedingt vermeiden muss. Stattdessen projiziert das oknophile Subjekt sich selbst in das Objekt hinein und lebt auf diese Weise in der Illusion, es werde so intensiv gehalten, wie es sich selbst anklammert. So beruht auch das oknophile Weltbild auf Leugnungen und (Selbst-)Täuschungen.

Geleugnet wird zunächst die Tatsache, dass das Objekt vom Subjekt unabhängig ist, indem man sich anklammert und so sich und der Welt demonstriert, dass man untrennbar verbunden ist. Geleugnet werden aber auch die eigenen Potenziale und Fähigkeiten. Hingegen traut man den Objekten so ziemlich alle (für das Subjekt) förderlichen Fähigkeiten zu, sie werden idealisiert. Zugleich werden die Objekte mit Fantasien aufgeladen, die sie zu verlässlichen, wohlwollenden und bedürfnislosen Anklammerungsstationen werden lassen. In der Fantasie sind die Objekte so allmächtig, dass sie sämtliche Gefahren, die in der unüberschaubaren Welt lauern, zu bändigen vermögen. Die (Selbst-)Täuschung kann man so zusammenfassen: »Solange ich mich an das Objekt anklammere, kann mir nichts geschehen. Das Objekt ist mächtig und kann alle Gefahren von mir abwenden. Es ist mir so wohlgesinnt, dass ihm mein Wohl das Wichtigste auf der Welt ist. Ohne das Objekt bin ich völlig schutzlos und dem Tode geweiht.«

Für den Trennungskonflikt heißt das: »Es darf nie und nimmer zu einer Trennung kommen. Ich muss das um jeden Preis verhindern, und das geht am besten dadurch, dass ich mich fest an das Objekt hefte. Dann bin ich sicher.«

Je massiver ein solcher Trennungskonflikt ist, desto gravierender können die Auswirkungen sein, wenn das Objekt auf seiner Selbstständigkeit besteht und sich – in der einen oder anderen Weise – abwendet. Man denke etwa an das Phänomen des »Stalkings«. Der Begriff hat seine Wurzeln in der englischen, genauer gälischen Jägersprache (»stalc«) und bedeutet so viel wie »jagen« oder »hetzen«.

Es handelt sich um ein extremes »Beschatten des Objektes« (Mahler et al., 1975, S. 102), ein obsessives Verfolgen, weil die Unabhängigkeit des Objekts nicht akzeptabel, nicht aushaltbar ist. Im furchtbaren und dramatischen Extremfall kann es sogar dazu kommen, dass das Objekt getötet wird: »Wenn ich es nicht haben kann, dann soll es auch niemand anderes haben, es soll auch sich selbst nicht haben.« Hier wird deutlich, dass das Objekt nicht etwa geliebt wird (wie manche »Stalker« behaupten), sondern dass es als Selbstobjekt gebraucht und für seine Unabhängigkeit zutiefst gehasst wird.

Oknophile Szenen – Hänschen klein mit Tracking-App

Eine inzwischen alltäglich gewordene oknophile Szenerie lässt sich in unserem anklammernden Umgang mit Smartphones und deren Äquivalenten (Computer, Pads etc.) beobachten.

Besonders die kleinen Smartphones folgen uns inzwischen so ziemlich überallhin: zur Arbeit sowieso, ins Auto, ins Bett, sogar mit auf die Toilette kommen sie. Es scheint, als würden Trennungen von der kleinen, bunt funkelnden und berührungsempfindlichen Platte kaum ertragen. Wir haben sie ständig am Körper, schon das Regal oder die Tasche scheinen als Aufbewahrungsort oft zu weit weg zu sein. Erzwungene Trennungen von diesen Geräten, sei es durch Verlust, leere Akkus oder »Funklöcher«, führen mitunter zu erstaunlich intensiven, meistens aggressiven Affekten.

Dieses smarte, angeblich intelligente Handtelefon reagiert prompt auf unsere Berührungen. Wir streicheln über seine Oberfläche und es geschieht irgendetwas. Es ist wie eine Nabelschnur zwischen uns und den Objekten, mittels deren sich die Trennung von diesen leugnen lässt.

Das »Hänschen klein« des 21. Jahrhunderts trägt am Handgelenk eine schöne bunte Uhr, derweil die Eltern sich eine »Tracking-App« geladen haben und so das Hänschen auf Schritt und Tritt kontrollieren können. Ursprünglich für Haustiere gedacht, haben die findigen Kaufleute das neue Geschäft mit der Trennungsangst und den heutigen Kontrollmöglichkeiten beizeiten gewittert:

> »Wir von ›Wo ist Lilly?‹ wollen Ihnen und Ihrem Kind mehr Sicherheit geben. Die vielen nützlichen Funktionen, wie die sekundenschnelle Ortung, der SOS-Knopf und die Möglichkeit, über die Uhr direkt mit Ihrem Kind zu sprechen, geben die nötige Sicherheit. Für Ihr Kind bietet die Uhr alle Funktionen, die auch Ihrem Kind gefallen werden. Die knalligen Farben sind ebenso beliebt bei den Kindern« (www.wo-ist-lilly.de/de/GPS-Sender-fuer-Kinder).

Mittels der »Geo-Zaun-Funktion« können Mama und Papa einen virtuellen Zaun um Schule oder Kindergarten ziehen. Sollte Hänschen nun allzu abenteuerlustig werden und über den »Zaun klettern«, dann geht bei Mama und Papa eine Alarmmeldung ein.

Mit der »MamaBear-App« können Eltern Textnachrichten von Hänschen klein mitverfolgen, bekommen Meldungen über das Benutzen unerlaubter Wörter und erhalten von Hänschens Handy eine automatische Meldung, wenn Hänschen in der Schule eingetroffen ist. Sollte Hänschen bei jemandem im Auto mitfahren, kann Mama nun kontrollieren, ob der Fahrer auch nicht zu schnell unterwegs ist. Der mit Trennungen einhergehende und so oft schwer aushaltbare Kontrollverlust kann durch diese Mittel mitunter fast vollständig vermieden werden.

Wie soll also dieses Hänschen je in die weite Welt hinauskommen? Nicht einmal mehr die Gedanken von Hänschen sind so ganz frei, jedenfalls dann nicht, wenn es so unvorsichtig ist, sie mit anderen Gleichaltrigen per Smartphone zu teilen.

Zugegeben, bei dieser »Anwendungssoftware« handelt es sich durchaus um Extreme. Doch lässt sich der Grundcharakter nicht inzwischen in vielen Alltagsbereichen wiederfinden? Sogenannte Instant-Messanger-Dienste werden von Millionen genutzt. »WhatsApp« hatte im Jahr 2014 über 450 Millionen Nutzer, die es auch kaum zu stören scheint, dass ihre Daten an mehr oder weniger anonyme Instanzen weitergereicht werden. Auch mit dieser Software ist es möglich, genau zu verfolgen, wann wer was macht, ja, selbst wann jemand eine Nachricht gelesen hat. So entsteht das häufig durchaus der Realität entsprechende Gefühl, ständigen Zugriff auf seine Objekte zu haben. Das kostet allerdings Zeit und Kraft. Menschen verbringen Stunden ihres Lebens mit dem Durchforsten der sogenannten sozialen Netzwerke, die doch in Wahrheit *asoziale Netzwerke* sind. A-sozial, weil sie auf den Grund des Sozialen, die Freiheit und die Würde des Individuums, allein aus wirtschaftlichen Interessen verzichten. Die Benutzer selbst können mittels der virtuellen Treffen mit anderen Menschen das Risiko des tatsächlichen sinnlichen, das heißt ästhetischen Kontakts vermeiden, nähren die Illusion, in Beziehung zu sein, und sind doch allein.

Wie mag Hänschens Innenwelt aussehen, wenn es keine weite Welt mehr gibt, da diese durch und durch getrackt und gescannt ist? Wo kann Hänschen noch Raum für eigene Fantasien finden, wenn der freie Raum, kaum dass er entsteht, bereits wieder besetzt ist? Wie mögen die inneren Objekte Hänschens aussehen, die ihn keine Sekunde aus den Augen lassen? Welche Vorstellung von *Trennung* mag Hänschen entwickeln? Möglicherweise empfindet das Hänschen der Neuzeit Trennung in jedem Fall als sozialen Tod. Von allen verlassen und außerstande, mit sich allein zu sein.

Nach neueren Untersuchungen zückt ein Großteil der Menschen sofort sein Smartphone (oder ein Smart-Äquivalent), wenn er irgendwo »allein« (das kann auch an einer bevölkerten Bushaltestelle sein) steht. Nach einer Studie eines Bonner Forschungsteams um Alexander Markowetz schalten junge Leute das Smartphone 135-mal am Tag ein, rund alle siebeneinhalb Minuten (*Süddeutsche Zeitung*, 24. Juni 2014). Schafft die Handy-Symbiose an sich die Illusion von Verbundenheit und diese vielleicht die Vorstellung von Unsterblichkeit? Wenn ich mich an mein Handy, an meine überall auf der Welt verteilten Objekte klammere, dann kann nichts und niemand mir etwas anhaben?

Die Tragik, die Balint beschreibt, gilt auch hier: Die Objekte, an die sich hier angeklammert wird, halten einen nicht! Aber die Illusion, gehalten zu werden, verhindert zugleich, den Halt in sich selbst zu finden.

Nun, beide Strategien, die der Philobaten und die der Oknophilen, führen letztlich nicht zum Ziel. Beide beruhen auf Fantasien, welche die Welt im Sinne einer subjektiven Realität modellieren: Der Philobat *überschätzt sich* und *unterschätzt die Fähigkeiten seiner Objekte*, der Oknophile *unterschätzt sich* und *überschätzt die Fähigkeiten seiner Objekte*.

Beide, Philobaten und Oknophile, versuchen auf ihre Weise, mit derselben schmerzhaften anthropologischen Tatsache zurechtzukommen, der Tatsache, dass die für uns bedeutsamen und wichtigen Objekte *unabhängig von uns* existieren und *eigene* Wünsche, Motive, Fantasien und Realitäten haben, sogar solche, die mit uns gar nichts zu tun haben. Alle Menschen müssen mit der Tatsache zurechtkommen, dass die anderen Menschen, so lieb und bedeutsam sie ihnen auch sind, ein eigenes Leben führen – und dass sie sie nicht immer retten können!

Nun ist die Unterscheidung und klare Trennung zwischen Philobaten und Oknophilen eine didaktische. In natura ist es wohl eher so, dass es in jedem von uns eine philobatische und eine oknophile Seite gibt, wobei häufig eine Seite dauerhaft überwiegt.

Antoine de Saint-Exupéry hat die freundlichen Weiten gesucht, indem er flog und flog, die eigenen Kräfte sicher auch überschätzend. Zugleich konnte er sich von seiner Mutter nicht lösen, hat sich in dieser Beziehung oknophil verhalten. Wie bei dem Modell der schizoid-paranoiden und der depressiven Position handelt es sich hier nicht um statische Zustände, sondern um ein Oszillieren zwischen beiden, wobei eine davon gewissermaßen den Grundakkord darstellt.

Zwar müssen alle Menschen Trennungsaufgaben bewältigen, aber es gibt auch solche, die bereits sehr früh traumatische Trennungserfahrungen erleiden mussten. Nicht nur, dass solche Trennungserfahrungen viel zu früh über sie hereingebrochen sind, also in einer Lebensphase, in der sie *existenziell* auf ein versorgendes Objekt angewiesen waren, sondern sie hatten auch keine psychischen Möglichkeiten, solche Erfahrungen zu verarbeiten, da ihnen entweder die Symbolisierungsfähigkeit noch fehlte und sie kein Objekt an der Seite hatten, das ihnen bei der Verarbeitung der nicht aushaltbaren Affekte half, oder eben beides.

Es ist die *gelungene Bindung* an ein anwesendes, lebendes, zugewandtes und empathisches Objekt, das ein eigenes Leben führt und dennoch bereit ist, sich für eine gewisse Zeit ganz an uns anzupassen, das uns den Weg zur Trennung, in die weite Welt ebnet, auch in die weite *eigene innere* Welt hinein. Diese unsere frühen Objekte brauchen wir, um allein sein zu können, was die Grundvoraussetzung dafür ist, sich trennen zu können.

Die Fähigkeit zum Alleinsein – Donald W. Winnicott

In einem 1957 gehaltenen Vortrag entwickelte der englische Kinderarzt und Psychoanalytiker Donald W. Winnicott seine Gedanken zur Fähigkeit eines Menschen, allein sein zu können.

In der Fähigkeit zum Alleinsein sieht er eines der wichtigsten Zeichen emotionaler Reife (Winnicott, 1965, S. 36). Nicht untypisch für Winnicott, fixiert er das Problem um ein scheinbares Paradoxon herum: Grundlegend für die Entwicklung der Fähigkeit, allein zu sein, sei die Erfahrung, allein zu sein, *während jemand anderes anwesend* ist (ebd., S. 38). Der Säugling oder das Kleinkind müsste demnach sehr oft die Erfahrung machen, *in Gegenwart der Mutter allein zu sein* (ebd.). Aus diesen Formulierungen Winnicotts ergibt sich die Frage, wie man sich dieses Alleinsein denn vorzustellen hat. Was heißt Alleinsein in Gegenwart eines anderen?

Es ist dies eine der immer mal wiederkehrenden Stellen in Winnicotts Arbeiten, die es gilt, mit eigener Anschauung zu füllen, weil er sie offenlässt. Wenn man so will, steckt hierin die performative Kraft von Winnicotts Texten, denn während wir mit dem Autor zusammen sind, weil wir seinen Gedanken folgen, sind wir zugleich mit uns allein, indem wir eigene Gedanken zum Gelesenen entwickeln müssen.

Winnicott hält sich in der Beantwortung dieser Frage, wie man sich das Alleinsein in Gegenwart eines anderen vorzustellen habe, etwas bedeckt. Er legt den Fokus zunächst auf die erforderlichen Bedingungen. Demnach genügt es nicht, dass die Mutter lediglich physisch anwesend ist, sondern entscheidend ist, *wie* sie anwesend ist. Die Art und Weise der Mutter (oder einer anderen zentralen Pflegeperson), mit ihrem Kind *zu sein*, wird darüber bestimmen, wie sie aus Sicht des Kindes als Objekt internalisiert wird. Nur eine »genügend gute« Bemutterung führt zur Internalisierung eines guten Objekts, zu dem Glauben an eine wohlwollende Umwelt (ebd., S. 40), zu dem, was Erik H. Erikson so eingängig »Urvertrauen« genannt hat. Dieses wird dringend gebraucht, um eine gewisse Zeit auch ohne dieses Objekt sein, also allein sein zu können. Dies ist eine andere Formulierung für die in der Einleitung dieses Buches getroffene Feststellung, dass *Bindung* notwendig ist, um *Trennung* aushalten, ja um sie konstruktiv nutzen zu können.

Wie kann man sich nun einen Säugling, ein »infans«, vorstellen, der in Anwesenheit seiner Mutter allein ist? Ist er doch in diesem Stadium existenziell auf die Mutter angewiesen und verfügt weder über die Fähigkeit, »Ich bin«, noch über die, »Ich bin allein« zu sagen. Jemand, der »Ich bin« sagen kann, verfügt bereits über eine wie auch immer ausgestaltete Vorstellung eines *Innen* und eines *Außen*, eines Ich und eines Du, die Anfänge einer inneren Welt beginnen sich zu etablieren. Davor ist das »Ich bin« eine Art nicht sprachliches Potenzial, das Individuum ist »noch roh, wehrlos, verletzlich, potentiell paranoid« (ebd., S. 41).

Das Baby kann das »Ich-bin«-Stadium nur erreichen, wenn es von einer hinreichend schützenden Umwelt umgeben ist, das heißt einer Mutter (oder einer anderen Pflegeperson), die sich mit dem nicht sprechenden Ich zu identifizieren vermag. Aufgrund der Tatsache, dass wir alle physisch und psychisch als Frühgeburten zur Welt kommen, sind wir in unseren frühen Lebensphasen ohne eine andere Person nicht überlebensfähig, es braucht eine zumindest rudimentäre Bemutterung, um *überleben*, und eine genügend gute Bemutterung, um *leben* zu können!

Die Bedrohungen kommen von innen und von außen: von innen das, was Winnicott *Es-Impulse* nennt, Bion spricht von Beta-Elementen, Melanie Klein von bösen Objekten oder der »bösen Brust«. Es sind Gefühle, die aufgrund von Störungen in der Homöostase des Säuglings entstehen, die er nicht anders als körperlich ausdrücken und die er allein nicht bewältigen kann. Er braucht seine Mutter, um die Störungen zu beseitigen, diese am besten gar nicht erst aufkommen zu lassen und um seine Gefühle zu regulieren.

Die Mutter ist für seine ungestörte Homöostase verantwortlich, es gibt hier kein Innen und kein Außen, sondern nur ein Ich, das noch nicht weiß, dass es ein Ich ist, und eine Mutter, die diesem Ich in allen Belangen die Vorrechte einräumt, eben weil es so leicht zerstörbar ist. Wenn eine solche Homöostase eine Weile anhält – der Säugling ist satt, liegt weich und warm, hört Mutters Stimme, nichts tut weh, es gibt keinerlei Missempfindungen –, dann, so Winnicott, kann er »eine Zeitlang existieren, ohne ein auf äußere Anstöße Reagierender oder ein aktiver Mensch mit gerichtetem Interesse oder gerichteter Bewegung zu sein« (ebd., S. 43). Er kann sich, wenn man so will, auf der sanften Oberfläche seiner Umwelt treiben lassen, so wie man sich auf einem Ozean, von dem man gehalten wird, treiben lassen kann. Der Säugling ist allein – in Anwesenheit seiner Mutter.

Hier ist dann, nach Winnicott, alles für ein Es-Erlebnis vorbereitet. Während der Säugling da so treibt, wird irgendwann eine Empfindung kommen. Man denke an ein Baby, das zufrieden auf seiner Decke liegt und versucht, nach seinem Zeh zu greifen. Wenn es ihn erreicht, was gibt es da nicht alles zu fühlen und zu sortieren: »Ich kann etwas greifen, etwas fangen, ich fühle etwas an meinen Händen und gleichzeitig fühle ich etwas an meinem Zeh!« Vielleicht ist das einer der Anfänge, in denen der Säugling ertastet, wo er anfängt, wo er aufhört, was zu ihm gehört und was nicht mehr. Einer der Anfänge des »Ich kann«? In jedem Fall, und das ist Winnicott so wichtig, wird diese Empfindung sich real anfühlen, ein »personales« Erlebnis sein. Es ist das, was Winnicott an anderer Stelle eine »spontane Geste« nennt, und eben *keine* Anpassung an ein stärkeres Objekt. Viele solcher spontanen Gesten bilden den Kern des späteren »wahren Selbst« (ebd.).

Das *zentrale* oder *wahre Selbst* ist nach Winnicott »das ererbte Potential, das eine Kontinuität des Seins erlebt und auf seine eigene Weise und in seiner eigenen Geschwindigkeit eine personale psychische Realität und ein personales Körperschema erwirbt« (ebd., S. 59). Allein sein in Anwesenheit der Mutter hieße also: Die Mutter schafft alle Bedingungen, unter denen der Säugling sich wohl und zufrieden fühlen kann, Bedingungen, unter denen es kein Außen zu geben scheint, nichts, das einen stört oder auf das man reagieren müsste. In dieser Homöostase kann der Säugling *für sich* sein, sich treiben lassen und etwas fühlen, das nicht bedrohlich, sondern eher mit einem Lusterlebnis verbunden ist. Er kann – wenn man so will – in seiner Art und Weise und in seinem Tempo wachsen.

Mit dem Bild einer Pflanze kann man dies sehr deutlich machen: Man muss ihr die für sie notwendigen Bedingungen schaffen wie Feuchtigkeit, Wärme, Sonne, dann wächst sie auf ihre Art. »Störungen« führen dann vielleicht sogar zu einem gerade gewachsenen Baum, aber es ist nicht mehr jener Baum, der er geworden wäre, hätte man ihn wachsen lassen, ohne ihn zu Reaktionen zu zwingen. Im Extremfall kann man so einen zu Großem angelegten Baum auf einen Bonsai zurückstutzen, der in den Konturen wie ein großer Baum wirkt, aber doch nie einer werden durfte.

Um solche Momente des Alleinseins geht es Winnicott auch in der psychoanalytischen Therapie: In ihr gilt es gerade, jene Bedingungen zu schaffen, die es dem Patienten erlauben, sich treiben zu lassen, auf seine aufsteigenden Fantasien und Impulse zu hören, sich ihnen hinzugeben. Aus der Sicht Winnicotts muss der Patient diese nicht zwingend mit seiner Analytikerin teilen, sondern kann ihnen auch schweigend nachgehen. Entsprechend gilt es, Schweigen in einer Therapiestunde nicht quasi reflektorisch als »Widerstand« einzuordnen, sondern sich zu fragen, ob ein Patient hier vielleicht das erste Mal in Anwesenheit eines anderen allein sein kann.

Zusammenfassend lässt sich also sagen: Die Fähigkeit zum Alleinsein beruht auf der Fähigkeit der Mutter (oder der Therapeutin), ihrem Kind (dem Patienten) die optimalen Umwelt- und Entwicklungsbedingungen zu schaffen, um es (ihn) wachsen zu lassen. Natürlich soll die Mutter den Säugling auch anregen – Synapsenpflege ist ja heute in aller Munde –, dann re-agiert er, aber sie soll ihm eben auch Phasen lassen, in denen er *für sich* sein kann. In diesen Momenten ist er allein, es gibt hier noch keine Vorstellung von »Mutter« oder »Ich und Du«, »Innen oder Außen«. Der Säugling kann seine höchst persönlichen spontanen Gesten entwickeln, die – wenn es gut geht – von der Mutter irgendwann als *die seinen* markiert, gespiegelt und später auch in Sprache übersetzt werden. Diese spontanen Gesten sind die Ursprünge des wahren Selbst, auf das der Mensch zeitlebens zurückgreifen kann. Nach und nach wird die Mutter dann vom Säugling wahrgenommen, irgendwann auch als diejenige, die auf eine Geste seinerseits hin für Veränderungen zum Guten sorgt. Es entsteht ein *gutes inneres Objekt*, auf das er sich – ist das reale Objekt nicht greifbar – für eine gewisse Zeit stützen und so allein sein kann.

Die Fähigkeit zum Alleinsein ruht also auf zwei wesentlichen Säulen: einem guten inneren Objekt, das heißt auch auf einer *belebten Innenwelt*, und einem wahren Selbst, einem Selbst, in dem man sich zu Hause fühlen kann.

Umgekehrt lässt sich sagen: Ein Mensch wird es sehr schwer haben, allein zu sein (und wird versuchen, solche Zustände unter allen Umständen zu vermeiden), wenn er weder über hinreichend gute innere Objekte und den damit verbundenen Glauben an eine wohlwollende Umwelt verfügt noch über ein hinreichend stabiles wahres Selbst verfügen kann. Er wird sich vielleicht mit einer Art Surrogatkontakt zu retten versuchen, indem er sich an sein Handy klammert, sich an den digitalen virtuellen Stammtischen tummelt oder sich von einem »Event« ins nächste stürzt, um nicht in Kontakt mit seiner eigenen inneren Welt kommen zu müssen.

Viel, wenn nicht alles, hängt also davon ab, inwieweit die Mutter sich mit ihrem Baby identifizieren kann. Das ist eine heikle Stelle, die – wenn hier etwas schiefläuft – später zu Trennungskonflikten führen kann. Die Mutter muss sich einerseits ganz auf die Bedürfnisse des Säuglings einstellen, sich in das »infans« einfühlen, um inneren und äußeren Bedrohungen ihres Kindes zu begegnen, sie muss aber andererseits auch die Fähigkeit haben, sich als *eine von ihm getrennte Person* zu erleben. Das mag paradox klingen, ist es aber nicht, denn nur wenn die Mutter sich als eine von ihrem Kind getrennte Person erleben kann, kann sie sich vorstellen, dass es *andere* Gefühle hat als sie.

Bisweilen kommt es vor, dass Mütter auf ihnen erinnerbare Gefühle ihrer eigenen Kindheit zurückgreifen und felsenfest davon ausgehen, dass ihr Kind das Gleiche fühlen müsse wie sie selbst! Das Gleiche, was sie damals gefühlt haben oder was sie jetzt fühlen. So kann es zum Beispiel dazu kommen, dass eine Mutter denkt, ein Baby halte es keine Minute aus, in der sie als Mutter nicht auf sich aufmerksam mache. Vielleicht weil sie selbst sich an Phasen von schrecklichem Alleinsein erinnert. Sie kann sich nicht wirklich vorstellen, dass ein Baby eine solche Phase genießen kann. Sie zwingt es zu ständigen Reaktionen, sodass es am Ende dann wirklich nicht allein sein kann.

Bei etwas größeren Kindern kann es sein, dass die Mutter denkt, jede Trennung von ihr sei für das Kind unweigerlich eine Katastrophe. Vielleicht weil sie selbst als Kind solche katastrophalen Trennungserlebnisse hatte und nicht zu unterscheiden vermag, dass ihr Kind anders ist und anders aufwächst als sie, vielleicht auch, weil ihr Kind so sehr Selbstobjekt ist und *die Mutter* sich eine Trennung *von ihm* nicht vorstellen kann (siehe Hänschen klein). In beiden Fällen wird dann die Trennungsangst beim Kind auftauchen, zum Beispiel in Form extremer Ängste oder in Form depressiver Verstimmungen, wenn das Kind in den Kindergarten kommt. Es ist die »Selffulfilling Prophecy«.

Einer solchen Mutter wird es schwerfallen, ihr Baby aus der Phase der absoluten Abhängigkeit zu entlassen. Auf diese, in der die Mutter sich vollständig an ihr Kind anzupassen versucht, folgt eigentlich eine Phase, in der die Mutter »eine abgestufte Ent-Anpassung« (Winnicott, 1965, S. 112) vornimmt. Nach und nach werden Bedürfnisse nicht mehr im Vorhinein oder sofort erfüllt, im Kind (und oft auch in der Mutter) entsteht eine gewisse Bedürfnisspannung. Es handelt sich um erste Mikrotrennungen der äußeren Objekte und erste Anforderungen an die inneren. So kann der Säugling irgendwann einen Moment warten, weil er die Geräusche seiner Mutter hört und bereits weiß, dass nun gleich etwas Gutes passieren wird.

Für die Entwicklung der Fähigkeit zum Alleinsein – so möchte ich abschließend festhalten – bedarf es also eines Objekts, das diese Fähigkeit bereits besitzt. Nur dann kann es uns als Vorbild dafür dienen, dem Alleinsein den Schrecken zu nehmen, kann uns die Sicherheit bieten, die wir dazu benötigen, um eigene Schritte zu gehen. Denn wenn das Objekt allein sein kann, dann darf man es auch allein lassen, sich von ihm lösen und seiner eigenen Wege gehen.

Trennungskonflikte im Alltag

Das menschliche Leben unterliegt einer fortwährenden Veränderung. Schon physiologisch gesehen sind wir bereits nach zwei Tagen nicht mehr dieselben, haben bereits eine andere Zellzusammensetzung. Zwischen zehn und fünfzig Millionen Körperzellen werden pro Sekunde auf- und abgebaut. Auch psychologisch betrachtet sind wir nicht durchgängig dieselben. Unsere Ansichten ändern sich, unsere Vorlieben bleiben nicht alle lebenslang dieselben, ja, selbst unsere Erinnerungen ändern sich im Laufe unseres Lebens, sodass auch unsere Geschichte einem fortwährenden Wandel unterworfen ist. In all dem stetigen Wandel gelingt es uns in der Regel dennoch, eine gewisse Kernidentität zu wahren. Wir können uns also – jedenfalls in der Regel – auch nach dreißig oder vierzig Jahren selbst noch wiedererkennen. Manchmal kommen uns Zweifel, wenn wir beispielsweise alte Fotos von uns sehen, auf denen wir aus heutiger Sicht »unmögliche« Kleidung tragen oder überhaupt uns ein wenig fremd vorkommen, oder wenn uns bewusst wird, wie sehr wir Einstellungen und Verhaltensweisen im Verlauf unserer Entwicklung verändert haben.

Unser Leben verläuft – grob schematisch ausgedrückt – so, dass wir in einer ersten Lebensphase unsere Fähigkeiten überwiegend erweitern, diese in einer mittleren erhalten und in einer letzten bestimmte Fähigkeiten wieder einbüßen, um dann am Ende das Leben ganz zu verlieren. Während wir uns am Anfang unseres Lebens eher von der Unselbstständigkeit trennen müssen (die in regressiven Phasen immer wieder eine ungeheure Sogkraft entfalten kann), müssen wir uns späterhin eher wieder von errungenen Selbstständigkeiten lösen und doch zugleich versuchen, unsere gewonnene psychische Autonomie zu wahren.

Schauen wir uns im folgenden Kapitel ein paar eher alltägliche Trennungskonflikte an, die vielleicht jedem schon einmal, direkt oder indirekt, begegnet sind.

Der übervolle Schrank – nichts weggeben können

Viele Menschen in den wohlhabenderen Regionen der Welt haben vermutlich deutlich mehr Kleidung im Schrank, als sie im Laufe der nächsten Jahre auftragen können. Vermutlich haben die meisten von uns auch in den übrigen Schränken mehr, als sie im Laufe einer überschaubaren Zeit wirklich verbrauchen können. Die Marktwirtschaft ist darauf ausgelegt, dass wir ständig mehr kaufen, als wir brauchen, Neues kaufen, auch wenn das Alte noch zu gebrauchen ist – so suggeriert »Mode«, dass wir uns vom Alten zu trennen haben. Nun sind viele von uns dafür offenbar dankbare Abnehmerinnen und Abnehmer, wir kaufen Jahr für Jahr neue Kleidung, obwohl die alte noch in den Schränken liegt und nun dem Neuen Platz machen soll.

Erstaunlicherweise ist es aber so, dass sich viele Menschen von der alten Kleidung nicht trennen können. Der Konflikt besteht zwischen dem Wunsch nach Neuem und unserer manchmal etwas skurril anmutenden Loyalität dem Alten gegenüber. Entsprechend gibt es irgendwann ein Lagerungsproblem. Bei Elektrogeräten ist die Industrie bereits auf unser »Trennungsproblem« aufmerksam geworden, sie hat erkannt, dass manche von uns stur an den alten Geräten festhalten, weshalb bekanntermaßen Chips eingebaut werden, die ein frühzeitiges elektronisches Ableben der Geräte induzieren und uns zur Trennung zwingen. Bei der Kleidung gibt es noch keinen automatischen Verfallschip, und prompt stapelt sie sich im Schrank. Ratgeber kursieren, die eine Art »Kleiderschrank-Triage« vorschlagen: Was wir gerade tragen, kommt nach vorn in den Schrank, was wir zwei Jahre nicht mehr getragen haben, nach hinten, auf »Abruf«, und was wir länger nicht mehr getragen haben, das könne definitiv entsorgt werden.

Dennoch scheint es vielen Menschen sehr schwerzufallen, sich von alter Kleidung, alten Schuhen, altem Geschirr etc. zu trennen, und so mancher Abstell- oder Kellerraum scheint eigens dafür da zu sein, dass man solche Dinge aus dem Blickfeld bekommt, sich aber nicht wirklich von ihnen trennen muss. Woran mag das liegen?

Kleidungsstücke werden von uns, wie andere Gegenstände auch, bisweilen libidinös besetzt. Wir verbinden mit ihnen vielleicht eine besondere Lebenssituation (das Kleid trug ich, als ich ihn das erste Mal traf; das Hemd habe ich getragen, als ich die Prüfung bestanden habe etc.). Sich von solchen Kleidungsstücken zu verabschieden hieße auch, sich von einer bestimmten Lebensphase, einem bestimmten Moment zu verabschieden. An den Kleidungsstücken haften, wie an anderen besonderen Objekten auch: Gefühle. Es kommt uns dann so vor, als würde das Aussortieren eines Pullovers ein Ende besiegeln, das in Wahrheit schon längst eingetreten ist. Der Pullover ist zu einem Symbol geworden, das gerade bei der Bewältigung der Trennung vom konkreten Objekt (das kann auch ein Lebensmoment sein) helfen soll.

Ganz besonders deutlich ist dies, wenn wir Kleidungsstücke von uns nahestehenden Menschen aufbewahren oder auch tragen. Wir bringen sie uns damit sinnlich nah, hautnah. So trägt die Ehefrau des verstorbenen Regisseurs Christoph Schlingensief, wie Aino Laberenz (2012) berichtet, gerne die Strickjacke ihres Mannes, wenn sie sich vor einer Situation fürchtet: »Es ist dann so, als hätte ich eine extra Schicht Christoph dabei.« Die Jacke symbolisiert den verlorenen Mann, die eheliche gemeinsame Zeit, sie ist zu einer Art Übergangsobjekt geworden. Von ihr kann man sich nicht trennen (warum sollte man auch?), weil sie eine zentrale Bedeutung bei der Trauer- und Trennungsbewältigung hat.

In diesem traurigen und berührenden Beispiel tritt die Bedeutung des Kleidungsstückes deutlich hervor, in anderen Fällen mögen solche Bedeutungen versteckter liegen, nicht bewusst sein.

Vermutlich besitzt jeder von uns solche Gegenstände von Bedeutung. Wir nehmen sie gar nicht oft in die Hand, aber wir wissen, dass sie da sind! Ich habe zum Beispiel etliche selbst angefertigte Papp-Tigerenten, die als Karten dienten, in meiner Schublade. Eine Krankenschwester hat sie zu meinem Abschied aus dem Krankenhaus meiner ersten Stelle (!) angefertigt, die Kollegen haben alle ihre Abschiedsworte für mich daraufgeschrieben. Die Krankenschwester ist einige Jahre später, sehr jung, an einem malignen Melanom verstorben. Diese kleinen Papp-Enten sind für mich von emotionalem Wert, ich weiß, dass sie da sind. Ich würde es nicht übers Herz bringen, mich von ihnen zu trennen.

Es kann also an den bewussten und unbewussten Objektbeziehungsbedeutungen liegen, mit denen wir Kleidung und andere Gegenstände aufgeladen haben, weshalb wir uns nicht von ihnen trennen können oder wollen. Aber natürlich kann es auch andere Gründe geben, zum Beispiel den neurotischen Geiz! Damit betreten wir das Feld der Triebtheorie, die, auch wenn manches Mal belächelt, so einiges zur Erklärung beitragen kann. Schon Karl Abraham beschrieb in seiner noch immer lesenswerten Arbeit *Ergänzungen zur Lehre vom Analcharakter* (1961) ein interessantes, etwas anders gelagertes Phänomen:

> »Es gibt Menschen, die können sich nicht nur nicht von ihrer alten Kleidung trennen, sie kaufen sich zwar neue Kleidung, können diese aber nicht tragen, sondern müssen sie ›schonen‹ und können sich nur an diesen Dingen freuen, solange sie unbenutzt im Schrank hängen« (Abraham, 1961, S. 175).

Zu den analen Charakterzügen zählen seit und mit Freud die Ordnungsliebe, die Sparsamkeit und der Eigensinn, die sich mitunter neurotisch steigern können zu Pedanterie, Geiz und Trotz. Grundsätzlich handele es sich dabei um eine mehr oder weniger stark ausgeprägte Regression auf die anale Entwicklungsstufe, in der sadistische oder anale Triebkomponenten überwögen (ebd., S. 162). Nach Freud sei bei solchen Menschen die Lust sowohl an der Darmentleerung als auch an deren Produkten besonders betont. Abraham bezieht sich auf eine Arbeit von Ernest Jones und stellt fest, dass an das Kind zwei wesentliche Anforderungen gestellt würden: Es müsse sowohl seine Koprophilie aufgeben, also sich davon entwöhnen, seinen Körper und seine Umgebung mit Exkrementen zu verunreinigen, als auch seine Lust an der Entleerungsfunktion selbst, weil dieser ein gewisser Rhythmus, eine Bändigung oktroyiert werde (ebd., S. 163). Abraham erinnert daran, wie lustvoll der Kontakt mit den Exkrementen für den in diesen Dingen noch herzlich unbekümmerten Säugling und für das Kleinkind ist. Der Vorgang der Exkretion wird als solcher lustvoll erlebt und auch die »Produkte« dieses Vorganges werden mit einigem Wohlgefallen (ebd., S. 164) bedacht. Zusätzlich wird der ganze Vorgang als Leistung, als »ungeheure Machtfülle« (ebd., S. 166) empfunden.

Manche Kinder nun fügen sich in die zivilisatorischen Anforderungen seitens der Eltern und restituieren ihren beschädigten Narzissmus, indem sie dem Lob der Eltern Stolz abgewinnen, andere aber möchten an ihrem Selbstbestimmungsrecht, an der gerade gewonnenen Macht (vor allem auch über sich selbst und die eigenen Körperfunktionen) festhalten. In der Regel haben wir Erwachsenen keinen Zugang mehr zu diesen ursprünglichen Lustempfindungen, gleichwohl würden sie in unserem Unbewussten fortleben (ebd.), wie sich mitunter in der Sprache erkennen lasse, wenn wir beispielsweise vom Ort des hier zentralen Geschehens als »Thron« sprächen.

Eine Fixierung auf Konflikthaftes in dieser Phase kann also dazu führen, dass Geld und Besitz überhaupt später die Rolle der früheren Exkremente übernehmen, waren diese doch die erste »Gabe«, das erste »Geschenk« des Kindes, über das es frei verfügen konnte und in dessen Verfügung es sich nun nicht reinreden lassen wollte. Entsprechend hielten solche Menschen nahezu zwanghaft an ihrem Besitz fest, auch an dem, den sie nicht brauchen können. Eine »Entleerung« unter Zwang kommt schon mal gar nicht infrage. Manches Mal kommt es dann eruptiv zu einer Entsorgung des angesammelten »Mülls«.

> »Die Lust an der Menge des angesammelten Materials entspricht vollkommen der Lust am Zurückhalten des Darminhalts; auch in diesem Falle finden wir das Verzögern der Entleerung bis zu einem möglichst späten Zeitpunkt« (ebd., S. 175).

Es könnte sich also bei solchen neurotischen Formen des Sammelns um eine Verschiebung der einstmaligen Entleerungs- wie der Retentionslust handeln, in beiden Fällen um das Festhalten an dem Phänomen der »Vorlust« (ebd., S. 171). Zugleich ist es ein Spielfeld der Selbstbestimmung und des persönlichen Machterlebens: »Ich allein verfüge über diese Dinge.« Das Hergeben ist unter solchen Umständen mit unbewussten Gefühlen der Machteinbuße, der Ohnmacht verbunden und wird daher vermieden.

An diesem Beispiel zeigt sich, dass man auch heute noch die Triebtheorie keineswegs als überholt oder durchweg veraltet betrachten muss (auch wenn sie das in Teilen sein kann), aber wir Menschen sind ja nach wie vor auch Instinktwesen und wir nennen uns wohl nicht von ungefähr auch »Jäger und Sammler«.

Überlastung – immer Ja sagen müssen

Ein weiteres Symptom, das sich im Alltag vieler Menschen findet und ein Hinweis auf Trennungskonflikte sein kann, ist die Tendenz, sich von den Wünschen und Bedürfnissen anderer nur schwer abgrenzen zu können. Auch eine solche persönliche Eigenschaft muss nicht grundsätzlich Symptomcharakter haben und behandlungsbedürftig sein, aber sie kann sich zu einer massiven Symptomatik auswachsen, wenn sie zu einer chronischen Überforderung und damit schließlich zu einem massiven Erschöpfungszustand führt.

Man kann sich fragen, wann wir einer individuellen psychischen Eigenschaft überhaupt die Qualität eines Krankheitssymptoms zusprechen wollen. Schließlich ist doch – wie in diesem Beispiel – eine Ausrichtung auf die Bedürfnisse anderer Menschen eine durchaus angenehme und sozial wichtige Haltung. Grundsätzlich lässt sich sagen, dass psychische Eigenschaften dann Symptomcharakter haben, wenn ein Mensch keine Wahlfreiheit mehr spürt, sondern das Gefühl hat, nur so handeln und nur in eine Richtung gehen zu müssen, ohne eine Alternative. Jemand in einer solchen Situation *muss* dann, wenn er vom Kollegen gefragt wird, ob er diese oder jene Arbeit für ihn übernehmen könne, Ja sagen, auch dann, wenn er sich bereits überlastet fühlt, keine Zeit oder auch schlicht keine Lust hat. Das kann sogar so weit gehen, dass der Gefragte Ja sagen muss, obwohl der Kollege vielleicht deutlich macht, dass er auch mit einem Nein leben könnte. Aber mit der gestellten Frage oder mit der Äußerung des Wunsches ist die Falle für den Gefragten bereits zugeschnappt. Nun *muss* er – auf Gedeih und Verderb, und meistens ist es eher Verderb.

Hier bewegen wir uns im Bereich der *Theorie der Introjekte*. Wie solche in der Therapie zu behandeln sind, dazu später mehr.

Auch an diesem Beispiel kann man sehen, dass die Grenzen zwischen »alltäglichen« Trennungskonflikten, also solchen, die wir alle jeden Tag aushalten und die wir bewältigen müssen und können, und behandlungsbedürftigen Trennungskonflikten oftmals fließend sind. Jemand, der durchaus noch über eine gewisse Wahlfreiheit in der Antwort auf die Begehrlichkeiten anderer verfügt, gilt vielleicht als »gutmütig«, kann aber doch verhindern, ausgenutzt zu werden. Jemand, der über diese Freiheit nicht verfügt, kann genau dieses nicht. Zwar reagiert dessen Umwelt häufig mit einem achselzuckenden »Selbst schuld!«, »Soll er halt Nein sagen«, aber er ist eben nicht »selber schuld«, weil er über die erforderliche psychische Fähigkeit nicht verfügt. Er kann sich nicht von den Wünschen und Anforderungen anderer trennen, sondern diese »kleben« gewissermaßen an ihm; er kann sie nicht anders loswerden, als sie zu erfüllen – und dann warten bereits die nächsten.

Das tiefer liegende Motiv eines solchen Menschen, der Ja sagen *muss*, ist häufig das dringende Bedürfnis, gemocht zu werden, weil er sich nur so wertvoll fühlen kann. Häufig können sich diese Menschen nicht vorstellen, dass sie auch noch gemocht werden, wenn sie den Wünschen der anderen nicht pausenlos nachkommen. Tragen sie sich mit dem Gedanken, Nein zu sagen, folgen sehr häufig nagende Schuld- oder Angstgefühle, die Angst nämlich, es sich mit *seinem* Objekt zu verderben. Der Trennungskonflikt besteht hier also darin, dass eine autonome Entscheidung nicht getroffen werden kann, weil sich der Betroffene weniger Rechte als seinem Gegenüber einräumt, er sich nicht vorstellen kann, mit den eigenen Bedürfnissen vom anderen anerkannt zu werden, und weil er sich zugleich in seiner Fantasie auch massiv auf sein Gegenüber angewiesen fühlt.

Das häufig (auch missbräuchlich) verwendete Wort »abgrenzen« weist auf den Umstand hin, dass eigentlich eine Grenze gezogen werden muss, in diesem Fall zwischen meinen Bedürfnissen und denen der anderen. Dies setzt voraus, dass man »mein« und »dein« überhaupt unterscheiden kann. All dieses sind psychische Trennungsvorgänge: Ich – Du; meine Wünsche – deine Wünsche; meine Gefühle – deine Gefühle.

Ein Mensch mit einer schwerwiegenden Trennungsproblematik braucht häufig bereits an dieser Stelle Hilfe, um überhaupt die eigenen Bedürfnisse wahrzunehmen, um sie dann von denen der anderen unterscheiden zu können. Der zweite, häufig noch schwerere Schritt ist dann, anzuerkennen, dass man ein Recht auf die eigenen Bedürfnisse, Wünsche und Gefühle hat und die der anderen nicht grundsätzlich Vorfahrt haben.

Mit dem Strom schwimmen – »mitmachen müssen«

Mit der oben beschriebenen Problematik ist jene eng verwandt, bei der das Gefühl aufkommt, bei etwas mitmachen zu müssen, wozu man eigentlich keine Zeit, keine Lust oder anderweitige Gründe hat, *eigentlich* nicht mitmachen zu wollen. Die Lage spitzt sich in der Regel besonders zu, wenn jemand im Rahmen einer Gruppe bei etwas »mitmachen« soll. Würde der Betroffene dieses ablehnen, fühlte er sich unter Umständen ganz allein, von der Gruppe verlassen oder noch schlimmer: von dieser abgelehnt. Sich allein (oder mit wenigen anderen) gegen den Hauptwunsch, den »Mainstream« einer Gruppe zu stellen, ist immer schwer, auch für diejenigen, die sonst eher nicht unter den hier beschriebenen Trennungskonflikten leiden.

Für jemanden, der ohnehin autonome Schritte schnell als »verboten« oder schuldbesetzt erlebt, ist das kaum auszuhalten. Der sogenannte Gruppenzwang (tatsächlich ist es nicht nur ein Zwang, der von der Gruppe ausgeht, sondern auch ein innerer Zwang, der zum Beispiel von einem sehr rigiden Über-Ich oder anderen Introjekten ausgeht und der auf die Gruppe projiziert werden kann) greift schnell und in vielerlei Alltagssituationen: Man muss (vermeintlich) Alkohol mittrinken, obwohl man nicht will, man muss (vermeintlich) in irgendwelchen sozialen Netzwerken Mitglied sein, obwohl man nicht will, man muss (vermeintlich) andere Menschen entwerten und beschimpfen, weil man Angst hat, sonst »rauszufallen« und allein dazustehen. Eine eigene Meinung zu vertreten erfordert immer auch die Fähigkeit zur psychischen Trennung vom anderen. Dieses umso mehr, je mehr man sich auf den anderen angewiesen fühlt und je stärker Spaltungsprozesse wirksam sind, die häufig dazu führen, dass jemand, der eine andere Meinung vertritt, entwertet und ausgeschlossen wird.

Dieses »Mitmachenmüssen« gibt es aber durchaus auch in Zweierbeziehungen, wenn ein Partner dominanter ist oder auf andere Weise machtvoll zu agieren vermag.

In dem Fall, in dem vielleicht eine Freundin ein dominantes Auftreten hat und »den Ton angibt«, wird die andere ihr folgen, aus Angst, den Schutz der Stärkeren zu verlieren, sie gegen sich aufzubringen, sie am Ende gar ganz zu verlieren. In meiner Praxis höre ich sehr häufig von solchen Konstellationen. Die Frage, was denn das für eine Freundschaft sei, bei der man dem anderen immer folgen müsse, weil er einen sonst verlässt, löst dann häufig Nachdenken, aber auch Verzweiflung aus. Mitunter wird deutlich, dass es sich dabei um Fantasien über den anderen handelt, die gar nicht stimmen müssen. Oder aber, der andere ist wirklich so. Dann hat er vielleicht seinerseits einen massiven Trennungskonflikt, der darin besteht, nicht aushalten zu können, dass ein Mensch *andere* Meinungen, Motive, Wünsche und Gefühle als er selbst hat. In diesem Fall ist dann an der sogenannten Freundschaft nicht viel dran. Die Verzweiflung rührt häufig daher, dass jemand an solchen Stellen spürt, wie sehr er sich vom anderen, zum Beispiel der vermeintlichen Freundin, abhängig fühlt, wie viel Macht er ihr zuschreibt, wie wenig er sich selbst zutraut. Diese Einsicht löst häufig tiefe Scham aus, die – im Alltag – abgewehrt werden muss. Im Rahmen einer Therapie können solche Gefühle aber bewusst und dann auch bearbeitet werden.

Es muss aber nicht immer eine offensichtlich dominante Person sein, die »den Ton angibt«, es gibt auch andere, häufig unbewusste manipulative Möglichkeiten, etwa wie in »Aber Mutter weinet sehr, hat ja nun kein Hänschen mehr« sichtbar wird. Man stelle sich dieses Hänschen als leidlich erwachsenen Hans vor, der gelernt hat: »Wenn ich meinen Wünschen und Impulsen folge, wenn ich aufbreche und auf meinen eigenen Beinen stehe, dann geht es Mama ganz, ganz schlecht. Ich bin es dann, der macht, dass es ihr schlecht geht, ich tue ihr etwas an!«

Es lässt sich sehr gut vorstellen, dass ein solcher Hänschen-Hans später in ähnlichen Konstellationen ebenfalls zurückweichen wird. Sollte sich beispielsweise sein Gegenüber zurückziehen, traurig sein oder gar krank werden, wird er vermutlich die eigenen Bedürfnisse schnell zurückstellen.

Nun lässt es sich leicht vorstellen, dass eine solche Strategie auf Dauer nicht heilsam ist, denn selbstverständlich erzeugt das permanente Zurückstellen der eigenen Bedürfnisse auf Dauer keine guten Gefühle, sondern führt zu Wut oder auch Scham aufgrund des Gefühls der eigenen Schwäche.

Wichtig ist, an diesen Beispielen zu erkennen, dass der Trennungskonflikt durchaus nicht nur bei jenem Menschen liegen muss, der seine Wünsche zurückstellt. Auch bei Menschen, die es gewohnt sind, ihre Wünsche durchzusetzen und dieses unter Umständen auch mit der ihnen notwendig erscheinenden Rücksichtslosigkeit tun, liegen in der Regel Trennungskonflikte zugrunde. Sie benötigen den anderen als Selbstobjekt, als jemanden, der sie bewundert, ihre Großartigkeit spiegelt, indem er sich von ihm abhängig fühlt. Ein solch narzisstischer Mensch erträgt ebenfalls die Trennung im Sinne des Anerkennens der Differenz zwischen Menschen nicht, man könnte auch sagen, im Sinne des Grundgesetzes: »Alle Menschen sind vor dem Gesetz gleich.« Das Besondere an diesem Satz ist ja gerade, dass alle Menschen vor dem Gesetz die gleichen Rechte haben, *obwohl* sie so absolut verschieden sind!

Ein in diesem Sinne narzisstischer Mensch erträgt die Autonomie des anderen nicht. Kommt es zu einer Beziehung zwischen einem solchen Menschen und einem, der seine Wünsche meistens zurückstellt, sich aber gleichwohl unter der vermeintlichen Macht des anderen sicher fühlt, eigene Größenansprüche an diesen delegiert und zugleich daran partizipiert, dann entsteht das, was wir eine »Kollusion« nennen, ein Begriff, der von Jürg Willi geprägt worden ist (Willi, 1975). Kollusion meint dann ein »voreinander verheimlichtes Zusammenspiel zweier oder mehrerer Partner aufgrund eines unbewältigten Konfliktes« (ebd., S. 59), der in verschiedenen Rollen ausgetragen wird. Dabei kann der Eindruck entstehen, der eine Partner sei das Gegenteil des anderen, stattdessen handelt es sich aber um zwei (polarisierte) Seiten derselben Medaille. Häufig verhält sich der eine Partner dabei eher überkompensierend-progressiv, der andere übernimmt den regressiven (etwa abhängigen) Part. In dem einen Partner »erscheint« auf diese Weise das, was der andere vehement abwehren muss, zum Beispiel eine große Bedürftigkeit. Zugleich kann sich der Partner, der die Bedürftigkeit abwehrt, in einer Art Kompromisslösung dennoch mit ihr beschäftigen, zum Beispiel indem er die Bedürftigkeit des anderen befriedigt und identifikatorisch (»heimlich«) daran teilhat. So kann er sich als der scheinbar starke, bedürfnisbefriedigende Partner »groß und mächtig« fühlen und seine Ängste vor der eigenen Bedürftigkeit abwehren.

Diese Konstellation ist auch in therapeutischen Beziehungen nicht zu unterschätzen! Patienten übernehmen gewissermaßen per definitionem von vornherein die abhängige Position (auch wenn sie sich oftmals mit guten Gründen dagegen wehren), und somit ist auch hier eine Kollusion nicht immer ausgeschlossen, das heißt, hier »übernähme« der Patient möglicherweise abgewehrte Wünsche der Therapeutin. Der Verdacht auf eine solche Situation liegt besonders dort nahe, wo Therapeuten sehr viel Wert auf eine tiefe und lange Abhängigkeitsphase zu legen scheinen. In der Regel haben deren Patientinnen und Patienten es sehr schwer, sich von ihren Therapeuten zu trennen, da sie eben nicht nur mit den »üblichen« Trennungskonflikten zu tun haben, sondern noch zusätzlich eine Kollusion auflösen müssen. Die beiden können in ihrer Beziehung individuelle Konflikte abwehren und kommen so »ganz gut« zurecht, solange ihr »System« nicht gestört wird.

Trennungskonflikte in der klinischen Praxis

Indikatoren und Symptome

Schwellensituationen

Wie schon mehrfach erwähnt, sind Trennungskonflikte in einem Kontinuum zu sehen: Dieses reicht von gewissermaßen ubiquitären Konflikten, die zu jeder Entwicklung gehören und ausgehalten und bewältigt werden müssen (auch *können!*), bis hin zu solchen, die aufgrund bestimmter Konstellationen von einem Menschen nicht ertragen, nicht bewältigt werden können, die sich dann in Form vielfältiger Symptome in dessen Leben niederschlagen. Wie häufig kommt ein Mensch mit einer »Depression« in die Praxis – ein Begriff, der zunehmend an Schärfe zu verlieren scheint, unter dem ähnlich viel subsumiert wird wie in der somatischen Medizin unter »Bauchschmerzen« oder »Kopfschmerzen«. Bei der vermeintlichen »Depression« zeigt sich möglicherweise im Therapieverlauf, dass die depressiven Verstimmungen Ausdruck ungelöster Trennungskonflikte sind!

Genau genommen ist unser Leben ein ständiger Trennungsprozess, ein »Unterwegs«, wie Hermann Hesse sagt. Es besteht aus Millionen von Mikrotrennungen, die uns häufig als einzelne Ereignisse kaum, wohl aber zum Beispiel in sogenannten *Schwellensituationen* auffallen. Solche markieren Übergänge, an denen deutlich sicht- und spürbar wird, dass wir eine Lebensphase verlassen: Kindergarten, Einschulung, Schulabschluss, Berufsanfang (erstes Gehalt!), Heirat, Kinder, Enkelkinder, aber auch Geburtstage und andere Jahrestage, um nur einige Beispiele zu nennen. Solche »Schwellen« haben es an sich, dass wir etwas aus dem Tritt geraten, vielleicht auch über sie stolpern und sowohl zurück- als auch nach vorne schauen. Nicht umsonst sind fast alle diese genannten Schwellensituationen in Rituale eingekleidet. Diese sollen uns helfen, im Schutz der sozialen Gemeinschaft die Schwellen zu überwinden und nicht vorher wegzulaufen. In den Ritualen steckt die Weisheit, dass diese Schritte, die eine Trennung von einer vorherigen Lebensphase bedeuten, nicht immer problemfrei zu nehmen sind. Entsprechend kann es in jeder dieser Schwellensituationen zu Konflikten und damit zu einer Störung kommen: Sie kann so aussehen, dass ein Schritt nicht gegangen werden kann, der Mensch also auf einer bestimmten Stufe verharrt. Das Alte kann nicht verlassen, das Neue nicht begonnen werden. Der Mensch steckt gewissermaßen fest, und wir sprechen dann vielleicht von Prüfungsängsten, Adoleszenz- oder Midlife-Crisis.

Daher kommt der Anamnese, der Exploration von Schwellensituationen in der Biografie des Patienten oder der Patientin besondere Bedeutung zu: Wie ist es ihm oder ihr in solchen Situationen ergangen? Ist es beispielsweise zum Ausbruch somatischer Erkrankungen gekommen? Zu depressiven Verstimmungen? Zu Angststörungen? So können *Prüfungsängste* unter anderem auch Ausdruck eines Trennungskonflikts sein. Besonders Prüfungen, die einen Abschlusscharakter haben, wie zum Beispiel das Abitur (Matura, Reifeprüfung!), können zu einer Art »Zurückscheuen« vor dem zu gehenden Schritt führen. Augenscheinlich oder bewusst steht die Angst, die Prüfung nicht zu bewältigen oder darin schlecht abzuschneiden, im Vordergrund. Unbewusst kann aber die genau entgegengesetzte Angst der Grund sein, die Angst davor, die Prüfung *zu bestehen* und anschließend die Schule oder die »Alma Mater« *verlassen* zu müssen. Die Prüfung markiert in solchen Fällen die Schwelle am Übergang zu einem neuen Lebensabschnitt.

An Prüfungen können sich beispielsweise auch ödipale Konflikte entzünden, etwa dann, wenn man durch Bestehen der Prüfung einen besseren beruflichen Abschluss erreichte, als Vater oder Mutter ihn haben. In der (meistens) unbewussten Fantasie kann dieses »Überholen«, das »Siegen« über die Elternfiguren, so schuldhaft erlebt werden, dass man die Prüfung nicht bestehen *darf*, um den Eltern ihre vermeintliche Vormachtstellung zu lassen. Hier handelt es sich um einen Trennungskonflikt in Bezug auf die elterlichen Objekte.

Oder: In Prüfungen ist es häufig erforderlich, eine schriftliche Arbeit abzugeben. Neben vielfältigen Konflikten und Ängsten, beispielsweise exhibitionistischen Ängsten (die womöglich Wünsche, *gesehen* zu werden, verbergen sollen), spielen auch hier Trennungsängste eine Rolle. Eine Arbeit zu schreiben und zu beenden, das heißt auch, *diese eine* Arbeit zu schreiben und sich von einer unendlichen Zahl anderer potenzieller Arbeiten trennen zu müssen. Die Arbeit abzugeben bedeutet, sie buchstäblich, aber symbolisch auch sich selbst *aus der Hand* zu geben. Auch hier sieht man, wie die im Teil »Formen der Trennung« beschriebenen Faktoren maßgeblich sein können: Kann man Vertrauen in die Umwelt, in die freundlichen Weiten haben, dass diese mit der eigenen Arbeit, dem eigenen Produkt gut umgehen? Kann man die Arbeit, sein »Kind« (wie Hänschen klein) in die Welt ziehen lassen und schauen, was passiert? Oder muss man sich an sie klammern und kann sie deshalb nicht hergeben? Das Abschließen einer Arbeit ist selbstverständlich auch eng an narzisstische Gefühle geknüpft: Ist das, was ich zu geben habe, gut genug?

Natürlich können Prüfungsängste auch andere Ursachen haben, dennoch ist es ratsam, bei ihrem Auftreten an mögliche Trennungsängste beziehungsweise Trennungskonflikte zu denken.

Ein weiterer »Klassiker« unter den Prüfungsängsten ist die Angst vor der Führerscheinprüfung. Hier ist die Psychodynamik schon im Objekt der Prüfung, dem »Auto-Mobil« erkennbar. Selbstredend gibt es ganz reale Ängste, bei dieser Prüfung durchzufallen, aber diese sind anderer Natur. Die Auto-Mobil-Angst zeigt sich häufig darin, dass sich der ganze Prozess verzögert, es »ewig« dauert, bis man sich zur Theorieprüfung anmeldet, Fahrstunde um Fahrstunde nimmt und es eben nicht zur Prüfung kommen lässt. Das Auto wird einerseits als Erweiterung der Persönlichkeit erlebt (man wird schneller, stärker, unabhängiger etc.), es wird aber andererseits noch nicht hinreichend beherrscht, was Angst auslöst. Diese Angst kann dazu führen, dass der Fahrschüler es nicht wagt, (auto-)mobil zu werden.

Auch die *Adoleszenzkrise* ist sehr häufig Ausdruck zahlreicher Trennungsanforderungen und -konflikte. Während der Adoleszenz, die grob gefasst das 11. bis 21. (bis hin zum 24.) Lebensjahr umfasst, finden zahlreiche »Umbauprozesse« statt, und zwar neuroanatomischer, hormoneller, körperbaulicher, psychischer und sozialer Art. Auf den Heranwachsenden kommt eine Fülle paralleler Entwicklungsanforderungen zu: Er muss die Geschlechterrolle finden und annehmen, Veränderungen des Körpers akzeptieren, Weltanschauungen entwickeln, sich von den Eltern lösen, eine Zukunftsperspektive für sich entwickeln, einen Freundeskreis aufbauen (vgl. Herpertz-Dahlmann et al., 2013). Dies beinhaltet zugleich auch zahlreiche Trennungsprozesse: Von einer der beiden Geschlechterrollen muss man sich (in der Regel) verabschieden, man muss sich vom kindlichen Körper trennen, muss eventuell frühere Ansichten aufgeben, Freunde aus Schulzeiten, häufig auch den Wohnort und das bisherige Zuhause verlassen. Sich für einen Ausbildungsgang zu entscheiden bedeutet wiederum, sich zunächst von anderen zu trennen. Die Zahl der Lebensmöglichkeiten scheint gerade in der heutigen (hiesigen westeuropäischen) Welt nahezu unbegrenzt und scheint nicht zuletzt auch zu überfordern.

An jeder dieser erwähnten Stellen kann es zu »Ministörungen« oder zu größeren, auch symptomatischen Folgen kommen: Man kann sich nicht für ein Studium oder eine Ausbildung entscheiden, man bleibt zu Hause wohnen, es gelingt nicht, sich vom kindlichen Körper zu trennen und entwickelt beispielsweise eine Anorexie. Das zeigt, wie vulnerabel diese Phase der (scheinbar unbegrenzten) Möglichkeiten ist.

Als besonders gravierend zeigt sich hier der Grundkonflikt zwischen dem Wunsch nach Autonomie und dem gleichzeitig bestehenden Wunsch nach Abhängigkeit. Der Wunsch nach Autonomie kann – je nach durchlebter Entwicklung – auch massive Angst auslösen: Angst, gänzlich allein zu sein, ohne jegliche Unterstützung eines Objekts, es allein nicht zu schaffen, oder aber die Angst, das Objekt allein zurückzulassen und ihm durch die eigene autonome Entwicklung etwas zuleide zu tun, wie es etwa bei Hänschen klein der Fall zu sein scheint. Neben dem Wunsch, groß und stark in die Welt hinauszugehen, besteht häufig auch der Wunsch, klein und abhängig zu bleiben und versorgt zu werden. Man möchte nicht aus dem »Nest« gehen, weil die Welt draußen zu bedrohlich oder auch zu mühsam und anstrengend wirkt. Warum es dann überhaupt erst zu einem Konflikt kommen lassen? Dann bleibt man eben zu Hause wohnen, besonders wenn es den Eltern doch auch gefällt (weil diese vorgängig an Trennungskonflikten leiden)! Manch einer versucht es ja auf diese Weise, und – scheinbar plötzlich – treten dann die Symptome auf.

Dem Adoleszenten geht es in dieser Hinsicht wie allen Menschen: Das äußere Leben schreitet voran und das, was vielleicht mit zwanzig oder auch vierundzwanzig Jahren noch leidlich »normal« wirkte, wird mit dreißig zunehmend »unpassend«. Der Betreffende spürt, dass beispielsweise die Altersgenossen in ihrer Entwicklung vorangeschritten sind, eine eigene Existenz aufgebaut, vielleicht eine Familie gegründet haben, wodurch der Konfliktdruck zunimmt. Das heißt: dass es ein Problem gibt, kann immer schwerer geleugnet werden. Zudem können mit der Zeit auch die Schattenseiten der Abhängigkeit deutlicher werden. Entsprechend dem Satz, das Angebot regelt die Nachfrage, mischen sich die Eltern vielleicht zu viel ein, beginnen »zu nerven«, man fühlt sich bevormundet (und möchte doch schon groß sein) oder die »Versorgungsleistungen« sind nicht mehr zufriedenstellend (Eltern werden auch älter oder möchten noch einmal anderes in ihrem Leben unternehmen, als sich immer um »das Kind« zu kümmern). All dies kann dazu beitragen, dass der Konflikt sich zuspitzt und – da er häufig unbewusst ist oder aber die dazugehörigen Affekte unbewusst sind – entsprechende Symptome auftreten.

In den letzten Jahren kann man bei uns in Mitteleuropa den Eindruck gewinnen, dass sich die Adoleszenz zunehmend ausdehnt, der Schritt in ein unabhängiges Erwachsenenleben schwerzufallen scheint. Woran mag das liegen? Nun, der Schritt in die Autonomie muss attraktiv sein, man muss Gutes an ihr finden, um ihn zu wollen. Warum sollte man sich einem anstrengenden Trennungsprozess unterziehen, wenn man doch anscheinend alles schon hat: die perfekt eingerichtete Wohnung, das Handy, ein Auto, die Hobbys, womöglich extravagante Urlaube? Es ist offensichtlich häufig so, dass mancher Adoleszente diesen Lebensstandard aus eigenen Kräften kaum wird halten können, und selbst wenn, dann nur mit deutlich stärkerer eigener Anstrengung. Das gilt zumindest für den einen Teil von ihnen. Für andere mag es so aussehen, dass sie ohnehin nie in diese Genüsse kommen und es sich für sie daher nicht lohnt, Anstrengungen für ein selbstbestimmtes Leben zu unternehmen.

In 40 Prozent der Fälle erfahren Adoleszenzkrisen eine »Heilung«, sie können aber auch Vorläufer gravierender psychischer Erkrankungen werden: Angsterkrankungen, depressiver Störungen, Essstörungen.

Selbstredend haben alle diese Erkrankungen unterschiedliche und individuelle Genesen, aber treten sie in dieser Lebensphase auf, ist immer auch an Trennungskonflikte zu denken.

Nicht immer beginnt ein Mensch in solchen Fällen eine Psychotherapie, mitunter führen andere Ereignisse dazu, dass der ins Stocken geratene Prozess wieder in Fluss kommt und die nächste Schwelle genommen werden kann. Liegt aber ein tieferer Trennungskonflikt zugrunde, zum Beispiel weil eine Trennung innerlich und unbewusst als Katastrophe, als drohender Tod oder aber auch als tiefe Schuld erlebt wird, dann wird sich an jeder Schwellensituation ein größeres oder kleineres Problem auftun. Deshalb ist es für die Anamnese eines Menschen so bedeutsam, zu erfahren, wie er solche Schwellen in seinem Leben bisher bewältigt hat.

Diesen Konflikt spüren wir in der *Midlife-Crisis*, bei der schon im Namen ein Teil der Abwehr steckt, denn in der Regel überkommt uns diese Krise *nach* dem Eintritt in die Mitte unseres Lebens. So erzählt der Autor und Gruppenanalytiker Irvin Yalom in seiner Dokumentation *Yalom's cure*, dass er seine Patienten zu Beginn eines Gesprächs oft bitte, eine Linie auf ein Blatt Papier zu zeichnen. Danach fordert er sie auf, sich diese als ihre Lebenslinie vorzustellen und zu markieren, wo sie sich ihrer Meinung nach jetzt befinden. Die meisten, so sagt er, reagierten ziemlich erstaunt, wenn sie sähen, dass schon ein guter Teil der Strecke hinter ihnen liegt, und überhaupt darauf, dass die Linie eben ein Ende hat.

Als Erster hat der kanadische Psychoanalytiker Elliott Jaques die Krise in der Lebensmitte in seiner 1965 erschienenen Arbeit *Death and mid-life crisis* (deutsch 1991) beschrieben. Aber erst mit der Veröffentlichung des Buches *Passages* von Gail Sheehy 1976 wurde der Begriff populär. Aus der Sicht Jaques' ist die Krise in der Lebensmitte eine depressive Krise, während die Adoleszenzkrise eher eine schizoid-paranoide Krise sei (Jaques, 1991, S. 309). Das frühe Erwachsenenalter sei eine Zeit des Schaffens, der Aktivität und der Leugnung der Endlichkeit. Diese Leugnung werde durch manische Aktivität unterstützt (ebd., S. 316). Üblicherweise leugnen oder verdrängen wir die Tatsache unseres Todes, weil sie uns Angst macht.

Womöglich greift hier ein neuerliches Paradoxon oder es wird das Dialektische des Lebens sichtbar: Wir können nicht leben, wenn wir ständig an die Endlichkeit von allem, was uns lieb und wert ist, einschließlich unserer eigenen Endlichkeit, denken, das heißt, wir müssen diese immer auch leugnen. Zugleich könnten wir aber nicht wirklich leben, unser Leben nicht (er-)füllen, wenn wir uns nicht immer wieder auch bewusst machten, dass nichts ewig währt. Der Mensch ist vermutlich als »animal symbolicum« das einzige Lebewesen, das seine eigene Sterblichkeit reflektieren und denken kann (und daher in gewissem Sinne auch muss). Vielleicht ist unsere Fähigkeit, Symbole zu kreieren und zu gebrauchen, eng mit dem Bewusstsein unserer Sterblichkeit verwandt, vielleicht ist das Schaffen von Symbolen ein Versuch, weiterzuleben.

Die Krise der Midlife-Crisis mag unter anderem darin bestehen, dass uns diese Tatsache im Alter von 40, 45 oder 50 Jahren zunehmend bewusster wird. Der Körper »funktioniert« nicht mehr so wie früher, wir benötigen längere Erholungsphasen nach Anstrengungen, spüren die ersten »Zipperlein« oder bekommen erste kleinere Erkrankungen. Wir müssen uns mit Themen der Vorsorge befassen. Dies ist die Stelle, die für den (narzisstischen) Philobaten, der sich überwiegend auf sich und seinen Körper verlässt, schwer aushaltbar ist. Nicht umsonst spielt in dieser Zeit eine bisweilen hypochondrische Fokussierung auf den Körper und seine Funktionen eine große Rolle. Ein ganzer Industriezweig lebt von der Nährung der Fantasie der ewigen Jugend, dem Füttern unserer unbewussten Unsterblichkeitsfantasien.

Allmählich erreicht uns in diesem Lebensabschnitt die Einsicht, dass nun nicht mehr »alles möglich« ist. Das eigene Leben hat Formen angenommen, Entscheidungen sind getroffen worden, man befindet sich in vielfältigen Bezügen und Abhängigkeiten, die man nicht so ohne Weiteres lösen kann. Man blickt zurück: Was habe ich erreicht, was nicht? Was habe ich von den Träumen, die ich einmal hatte, gelebt?

Es ist dies auch die Zeit, in der die eigenen Eltern sterben, die Kinder (mehr oder weniger) aus dem Haus gehen und in der sie beginnen, ihre Pläne zu verwirklichen, ihr eigenes Leben zu leben, Partnerschaften einzugehen, ihrerseits Kinder zu bekommen. Die zurückbleibenden Eltern werden unter Umständen noch einmal sehr auf sich zurückgeworfen.

Die Krise ist, genau genommen, ein Ausdruck psychischer Gesundheit, insoweit sie den Gedanken zulässt, dass das Bleiben auf dieser Erde tatsächlich nicht ewig währt; sie zeigt an, dass Leugnungen weniger wirksam sind.

Viele Patientinnen und Patienten, die mit einer Midlife-Crisis in meine Praxis kommen, äußern, dass sie nun, mit vierzig oder fünfzig Jahren, doch zu alt seien, um noch einmal etwas Neues zu beginnen. Sie sagen, sie hätten Angst vor dem Tod. Hinter dieser bewussten Angst vor dem Tod steckt manchmal unbewusst die Angst vor dem Leben! Um zu leben, im eigentlichen Sinne, also sein Leben nach seinen Wünschen, Fähigkeiten und Bedürfnissen kreativ zu gestalten, gehören oft Veränderungen, also Trennungen, zu denen man den Mut haben muss.

Oft sage ich diesen Patienten: »Wann, wenn nicht jetzt?« Es ist wahr, die Mitte des Lebens ist überschritten, man hat nicht mehr alles vor sich (wie viel »alles« ist, weiß ohnehin niemand), aber man hat sich unter Umständen auch schon vieles geschaffen, das es auch einmal zu ernten gilt. Häufig hindert uns die Illusion, alles währe ewig und man müsse daher auch ewig »schaffen«, daran, die Ernte einzuholen, etwas Neues auszuprobieren und, ja, auch etwas zu riskieren.

Wir haben (fast) alle Angst vor dem letzten großen (Objekt-)Verlust, dem Verlust unseres Lebens. Diese Angst kann paradoxerweise dazu führen, dass man nicht leben kann. Wir klammern uns dann an Dinge, um die Illusion der unendlichen Beständigkeit zu erhalten, und können nichts Neues ausprobieren. Die Angst eines unter Depressionen Leidenden vor dem Objektverlust ist – wenn man so will – eine Angst vor der Realität, denn zu Objektverlusten wird es in der einen oder anderen Form so oder so kommen, auch dann, wenn man ganz stillhält und sich nicht selbst (fort-)bewegt. Diese Angst und die Tatsache der Endlichkeit anzunehmen käme dem Einnehmen der depressiven Position gleich. Elliott Jaques spricht hier sehr passend von einer Haltung der »konstruktiven Resignation« (ebd., S. 309), Resignation im Hinblick auf das Unvermeidliche, Kreative, Konstruktive im Hier und Jetzt.

Wenn man das »panta rhei« in dosierter Form annehmen kann, dann kann man versuchen, das Fließen selbst zu gestalten und es nicht nur zu erleiden. Dazu gehört die Akzeptanz, dass wir alle nur Reisende, das heißt auch Gäste auf dieser Welt sind.

Auf Reisen kann man oft einen guten Eindruck davon bekommen, wie wir mit Leben und Trennung und Endlichkeit umgehen. Reisen heißt heute oft: an möglichst vielen Orten, möglichst weit weg zu sein. Wir lassen uns in Zügen, Bussen, Schiffen und Flugzeugen organisiert durch die Welt schaukeln und können oftmals die vielen Eindrücke kaum aufnehmen. Vor allem: Wir kommen nirgendwo so richtig an! In diesem Falle ist auch die Trennung nicht so schwierig, morgen kommt ja etwas Neues. Als ich vor einiger Zeit mit meinem Mann in einem wunderschönen Quartier in Irland für vierzehn Tage abgestiegen war, wurden wir von jedem Mitarbeiter des Hauses immer wieder aufs Neue ungläubig angeschaut: »You stay here for fourteen days?« Alle anderen Gäste blieben ein, zwei, höchstens drei Nächte, und dann ging es schnell weiter. Der ein oder andere wurde nachdenklich: Das wäre auch nicht schlecht, hier einmal länger zu bleiben.

»Warum reisen wir?«, fragt Max Frisch in seinem Tagebuch. Die Antwort: »Auch dies, damit wir Menschen begegnen, die nicht meinen, dass sie uns kennen ein für allemal, damit wir noch einmal erfahren, was uns in diesem Leben möglich sei – es ist ohnehin schon wenig genug« (Frisch, 1985, S. 27).

Nach diesen vierzehn Tagen, in denen wir die Gegend um uns herum erkundet und manche Orte, weil sie so schön waren, immer wieder aufgesucht hatten, hatten wir das Gefühl, dort »angekommen« zu sein. Die Trennung, der Abschied war natürlich traurig, doch wir fuhren satt und zufrieden auf die Fähre. Dieser Ort ist nun einer, an den man innerlich immer wieder zurückkehren kann.

So wie mit dem Reisen, denke ich, geht es auch mit dem Leben. Aus purer Angst vor Trennungen halten wir uns fest, oft an Materiellem, an Karriereplänen, Häusern, Autos etc. und laufen Gefahr, »das Leben« zu vergessen.

Leitaffekte von Trennungskonflikten

Der wohl im Zusammenhang mit Trennungskonflikten am häufigsten und hervorstechendste Affekt ist die *Angst*. Stavros Mentzos

(1984) sieht die Angst als ein Kontinuum, begonnen bei den eher unreifen Angstzuständen mit diffuser, ungerichteter, körpernaher Angst hin zur konkreteren, gerichteten Furcht, wie sie sich auch in Phobien findet. Der »Gewinn« bei der Phobie ist eben der, dass man das (vermeintlich) angstmachende Objekt vermeiden kann.

Es würde hier zu weit führen, all die Angstformen zu untersuchen, daher nur ein Blick auf Ängste im Zusammenhang mit Trennungen. Mentzos hat herausgearbeitet, dass der angstneurotische Patient häufig nicht unter der Angst leidet, *jemanden*, also ein Objekt, zu verlieren, sondern vielmehr Angst hat, *sich selbst* zu verlieren (ebd., S. 20). Die Objekte, an die sich die betreffende Person häufig klammert, werden nicht um ihrer selbst willen vermisst, wenn sie nicht verfügbar sind, sondern wegen ihrer Funktion als Selbstobjekt, das heißt als ein Objekt, das – in diesem Falle – das Subjekt sichert und erhält. Verschwinden diese Objekte, dann hat der Betreffende nicht Angst um sie, sondern um sich. Mentzos (ebd., S. 21) sieht in solchen Angstzuständen, bei denen die Patienten von Todesangst oder von *Herztodes*angst sprechen, eine Nähe zur kindlichen »Achtmonatsangst«, die in jener Entwicklungsphase auftritt, in der sich einerseits Selbst- und Objektrepräsentanz differenzieren, andererseits aber noch keine stabile Objektkonstanz besteht.

Das heißt, das Kleinkind (oder der regredierte Patient) spürt, dass es sich und den anderen gibt, ist also aus der fusionären Welt herausgetreten und hat eine Ahnung von der Trennung zwischen Ich und Du. Allerdings hat das Kleinkind (und ebenfalls der regredierte, neurotische oder gar traumatisierte Patient) das Objekt innerlich noch nicht sicher! Es ist also auch eine Kontrollverlustangst, da das Kind gewahr wird, dass sich das Objekt selbstständig fortbewegen kann.

Ein weiteres Symptom, das im Zusammenhang mit Trennungskonflikten auftritt, ist die klassische *Herzneurose*. Die Patienten scheinen auf ihr Herz fixiert, messen (kontrollieren!) exzessiv Puls und Blutdruck, sind über Abweichungen hoch beunruhigt und bekommen wiederum eine neue Angstattacke. Diese ist häufig verbunden mit der Angst, irgendwo plötzlich umzufallen und dann niemanden in der Nähe zu haben, der helfen würde. Entsprechend schränken solche Patienten ihren Lebensradius mehr und mehr ein, trauen sich oft kaum noch aus dem Haus, schon gar nicht allein. Das geht vielmehr nur in Begleitung eines Selbstobjekts, das ein Minimum an Schutz gewährleistet. Diese Patienten leiden häufig unter einer Labilität oder Schwäche der Objektkonstanz (ebd.).

Die Psychoanalytikerin Helen Schoenhals (1984) arbeitet anhand eines Fallberichts heraus, wie die frühen Interaktionen solcher Patientinnen und Patienten so ausgesehen haben könnten, dass die Eltern zwar auf physische Mangelzustände reagiert und das Kind versorgt haben, das Eingehen auf die Gefühle des Kindes aber nur reduziert geschah. Derartige Familienatmosphären sind häufig durch das Vermeiden intensiver Affekte bestimmt. Da Gefühle in einer bestimmten größeren Intensität Angst machen, bewirken sie folgerichtig auch und gerade beim Kind Angst, dessen Affekte ungefiltert und ziemlich intensiv sein können. Den Eltern fehlt dann die Möglichkeit, diese Gefühle adäquat zu spiegeln, zu beantworten, zu containen. Entsprechend bilden sich bei solchen Kindern »blasse« (ebd., S. 37) Objektrepräsentanzen aus, gewissermaßen »verdünnte«, die immer wieder des realen Objekts zur Verstärkung bedürfen. Solche Menschen erwerben also nur schwer oder gar nicht die Fähigkeit zum Alleinsein, weil sie sich, wenn sie physisch allein sind, nicht von inneren Objekten begleitet fühlen können.

Stavros Mentzos (1982, S. 177ff.) verweist in diesem Kontext auf eine frühere Einteilung von Horst-Eberhard Richter und Dieter Beckmann in einen Typ A und einen Typ B der Herzneurotiker. Während der Typ A sich infantil hilflos an eine Sicherheit versprechende Person klammere, versuche Typ B, seine Ängste kontraphobisch zu beherrschen, indem er Unabhängigkeit und Stärke demonstriere und überbetone. Hier erkennen wir Michael Balints Philobaten und Oknophile wieder. Bei Letzteren werden die Objekte idealisiert und zum Selbstschutz herangezogen, im anderen Falle wird das Selbst idealisiert und scheint das einzige Objekt zu sein, auf das man sich verlassen kann.

Die Affektvermeidung ist dann auch – wie Schoenhals herausarbeitet – eine der Schwierigkeiten in der Psychotherapie. Gefühle, so lautet ein unbewusster Leitsatz dieser Patienten, bringen Schmerzen. Dies vielleicht deshalb, weil sie als Kind mit diesen Gefühlen zu sehr allein und daher überfordert waren. Zugleich sind es aber gerade die *gefühlshaften Interaktionen* mit anderen

Objekten, die zu einer »Füllung« der Repräsentanzen, zu ihrer Konturierung und einem deutlichen Niederschlag im Inneren führen, damit sich eine stabile Objektkonstanz entwickeln kann.

Rein praktisch bedeutet dies für die Psychotherapie, dass man großes Augenmerk auf die Gefühle des Patienten legen muss. Selbstverständlich muss man das sonst auch, doch bei Angstpatienten oder bei Herzneurotikern sind die »Abwehrmanöver« sehr starr. Angstpatienten können stundenlang von ihrer Angst reden, als sei sie das einzige Gefühl, das sie haben (was natürlich nicht der Fall ist). Angstneurotische Patienten können eine ganze Stunde damit zubringen, über ihre Pulsfrequenzen, Extrasystolen, Blutdruckwerte und andere körperlichen Symptome zu sprechen. Wird die Angst zu groß, dann gehen sie zum Arzt oder in die Notaufnahme und lassen ein EKG machen. Das trägt dann für kurze Zeit zur Beruhigung bei, diese hält aber nicht lange an, weil es kein konstantes inneres beruhigendes Objekt gibt. Innerhalb der Therapie ist es hier sehr bedeutsam, andere Affekte anzusprechen, das heißt auch, sie anzubieten. Wie steht es mit Enttäuschung, Ärger, Sehnsucht, Liebe etc.?

> Bei der Therapie eines jungen Mannes mit Herzneurose machte ich die Erfahrung, dass er die ersten Stunden nur mit somatischen Beschreibungen beginnen konnte. Er konnte sich zunächst kaum anders definieren und wahrnehmen als über körperliche Befindlichkeiten. Die Familie beschäftigt sich von Berufs wegen immer mit Körpern, über Gefühle wird hingegen nur wenig gesprochen, sie werden überwiegend somatisiert. Je mehr die Therapie voranschritt und je mehr andere Gefühle in Worte gefasst werden konnten (zum Beispiel eine tiefe unerfüllte Liebe), desto mehr verschwanden die Soma-Berichte. Zugrunde lagen auch hier massive Trennungskonflikte im Sinne einer Angst davor, wirklich erwachsen und autonom zu werden, das heißt, *für sich selbst Verantwortung* übernehmen zu müssen.

Für sich selbst Verantwortung zu übernehmen ist eine zentrale Stufe auf dem Weg in ein autonomes Leben. Man ist dann zwar auch für seine Niederlagen selbst verantwortlich, aber ebenso für seine Siege, Zugewinne, Fähigkeiten. Aus meiner Sicht sollte es das – wenn auch bisweilen weit entfernte – Ziel einer Psychotherapie sein, dass ein Mensch in die Lage versetzt wird, so weit wie möglich für sich die Verantwortung zu übernehmen. Das bedeutet auch, sich von jenen Objekten zu trennen, also zu lösen, denen man bisher die Verantwortung überlassen hat, zum Beispiel den Eltern. Denn wenn man diesen Schritt verpasst, also auch im fortgeschrittenen Lebensalter noch die Eltern für das eigene Leben verantwortlich macht, dann kann man keine neuen Wege beschreiten, weil man ihnen (und sich) doch immer wieder beweisen muss, sie (die Objekte) seien daran schuld, dass man da steht, wo man steht – so bleibt man Gefangener der eigenen Vergangenheit.

Ein weiterer im Zusammenhang mit Trennungskonflikten auftretender Affekt ist die *Depression*. Depressionen sind eine häufige Reaktion auf einen realen oder symbolischen Objektverlust (vgl. Mentzos, 1982, S. 187) oder aber auf eine narzisstische Kränkung oder eine Traumatisierung.

Im Gegensatz zur Angstneurose, bei der der *bevorstehende* (Selbst-)Objektverlust *befürchtet* wird, ist dieser bei der Depression bereits eingetreten. Der depressive Mensch, so sagen wir, hat ein Selbstobjekt verloren, der Trauernde ein Objekt! Auch wenn in der Literatur immer so getan wird, als seien *Trauerreaktion* und Depression zwei klar und deutlich zu trennende Entitäten, so ist es vermutlich doch eher so, dass es sich häufig um affektive Mischzustände handelt, bei denen mal das eine, mal das andere überwiegt. Wenn man einen geliebten, nahestehenden Menschen verliert, ist dieser einem doch vermutlich immer auch ein bisschen Selbstobjekt gewesen, so wie man es vielleicht für diesen auch war, das heißt, man hat sich aneinander und miteinander stabilisiert. Solche Prozesse sollten wir nicht pathologisieren.

Entsprechend führt der Verlust eines geliebten Menschen eben auch zu depressiven Phasen. Entscheidend ist dabei eher die jeweilige Intensität der Depression oder der Trauerreaktion. Bei der Depression ist die Trennung vom Objekt so schwer zu bewältigen, weil es sich häufig um ein äußerst ambivalent besetztes Objekt gehandelt hat, also eines, das gehasst *und* geliebt wurde. Die aggressiven Affekte *gegen das Objekt* werden bei der Depression bekanntermaßen gegen das Selbst gerichtet, auf diese Weise findet die Aggression kompromisshaft ihren Ausdruck (bisweilen findet sich die Aggression auch in der Gegenübertragung aufseiten der Therapeutin wieder).

Bei der Depression wird das ambivalent besetzte Objekt eher *introjiziert*, um den Verlust zu bewältigen, bei der Trauerreaktion hingegen *identifiziert* sich der Trauernde mit Aspekten des verlorenen Objekts und trägt es auf diese Weise immer etwas in sich. Hierbei wird es wieder von der Fähigkeit zur Objektkonstanz abhängen, inwieweit man sich eher in dem einen oder in dem anderen Bereich aufhält. Und auch hier gibt es verschiedene Grade und Stufen. Man denke an die Fotografie des verstorbenen Ehemannes, die bei der Witwe nach jahrzehntelanger Ehe auf dem Fernseher oder im Regal steht und dem sie abends Gute Nacht sagt. Manch einer mag hier eine »Symbolisierungsstörung« diagnostizieren, weil die Frau auf ein konkretes Bild angewiesen ist. Ich verstehe das Bild eher als ein Hilfsmittel, eine Art Übergangsobjekt, ein Bindeglied zwischen dem konkreten anderen und dem inneren Bild von ihm. So sehe ich entsprechend in dem Verhalten der Frau eher die Fähigkeit, sich die Nähe zum verlorenen, geliebten Partner zu erhalten und sich auch auf diese Weise etwas trösten zu können.

Bei den narzisstischen Verletzungen und den Traumatisierungen handelt es sich ebenfalls um Objektverluste und damit auch um – zum Teil gewaltsame – Trennungen. Bei der narzisstischen Kränkung erleidet das idealisierte Selbstbild des Patienten einen Riss, es kommt zu einem Verlust von Sicherheitsgefühlen, das eigene Selbst betreffend. Man kann sich offenbar nicht so sehr auf sich verlassen, wie man doch gedacht hatte. Man denke hier etwa an die schmerzhaften Erfahrungen, die Philobaten machen, wenn bei ihren manchmal waghalsigen Aktionen etwas schiefgeht oder wenn sie in die Jahre kommen und die Kräfte und Fähigkeiten schwinden.

Traumatisierungen sind ebenfalls von einem eklatanten Verlust geprägt, einem gewaltsamen dazu. Der traumatisierte Mensch verliert das Vertrauen in die Welt. Das schließt ihn selbst und alle anderen Objekte mit ein. Sollte er dieses Urvertrauen im Sinne Eriksons einmal besessen haben, verliert er es im wahrsten Sinne des Wortes schlagartig, etwa wenn ein Mensch körperlich misshandelt wird und niemand eingreift, um ihm zu helfen, ihm beizustehen.

Bei Menschen, die ein solches Urvertrauen nie aufbauen konnten, zum Beispiel aufgrund einer sequenziellen Traumatisierung, liegen die Dinge etwas anders. Sie verlieren in diesem Sinne nichts, denn sie haben es noch nie wirklich besessen, zum Beispiel den umfassenden Schutz der körperlichen und seelischen Integrität durch ein äußeres Objekt.

Das spielt eine große Rolle für das Verständnis der Tatsache, dass sich solchermaßen geschundene Menschen häufig nicht oder kaum von den misshandelnden Objekten lösen können oder sich immer wieder an solche binden. Sobald sie sich innerlich auch nur der Möglichkeit einer Trennung nähern, bekommen sie massive *Schuldgefühle*. Ich werde darauf im Kapitel zu *Trennungstraumata* noch einmal ausführlicher zurückkommen.

Gleichwohl leiden sie an einem existenziellen Verlust, dem Verlust dessen, auf das jeder Mensch einen Anspruch hat: seine Würde (»Die Würde des Menschen ist unantastbar«). Traumatisierte Menschen mussten die Erfahrung machen, dass ihre Würde durchaus antastbar ist, mehr noch, dass Menschen »wie du und ich« imstande sind, die Würde des anderen zu verletzen, zu vernichten.

Auch hinter dem klinischen Bild einer Depression verbergen sich oftmals Schuldgefühle, wenn sich zum Beispiel nach einem manifesten Objektverlust das Subjekt durchaus befreit fühlt, was es aber vor sich selbst nicht zugeben darf. Oder aber Schuldgefühle vor einem geplanten Trennungs-, oftmals auch Reifungsschritt. Solche sind ja offenbar der Motor für »Hänschens« verfrühte Rückkehr (nach der späteren Textvariante: »Doch die Mutter weinet sehr, hat ja nun kein Hänschen mehr …«).

Dieser Art Schuldgefühle können zum Beispiel die schon erwähnten Adoleszenzkrisen zuspitzen oder auslösen, häufig dann, wenn die familiären Verhältnisse des Adoleszenten kritisch sind, weil etwa ein Elternteil sehr krank ist, weil die Familie von einem Elternteil verlassen worden oder weil ein Elternteil verstorben ist. Die Kinder können sich dann für den leidenden, zurückbleibenden Elternteil verantwortlich fühlen (und weisen die Verantwortung für das eigene Leben eher zurück), sie dürfen diesen aus inneren Gründen nicht verlassen. Das kann selbst dann gelten, wenn die jeweiligen Eltern manifest beteuern, dass sie den Auszug des Kindes wünschen und unterstützen. Bei solchen Dynamiken lässt sich mitunter feststellen: Zwar *sprechen* alle davon, der oder die junge Erwachsene solle sein eigenes Leben gestalten und ausziehen, aber auf der Handlungsebene geschieht das genaue Gegenteil (die Kinder werden zum Beispiel weiterhin sehr stark in die Versorgung eingebunden). Häufig kommt es dann nach erfolgtem Auszug zu einer depressiven Reaktion, einer Kompromisslösung: Man ist zwar weggegangen, aber man hat es nun nicht etwa gut, sondern muss ebenso leiden wie die Zurückbleibenden.

Das gleiche Phänomen lässt sich auch beim »Schuldgefühl aus Vitalität« (Hirsch, 1997, S. 192ff.) ausmachen. Mathias Hirsch hat sich in seinem überaus lesenswerten Buch *Schuld und Schuldgefühl* intensiv mit der Materie und eben auch dem Trennungsschuldgefühl auseinandergesetzt. Er möchte die Form des Schuldgefühls aus Vitalität von dem *Überlebendenschuldgefühl* (»survivor guilt«) unterschieden wissen. In beiden Fällen können massive Trennungskonflikte den Hintergrund bilden. Der Ausdruck »Überlebensschuld« wurde von William G. Niederland geprägt. Er beschrieb damit ein zentrales, lebensbestimmendes Gefühl Überlebender der Shoah (Niederland, 1980, S. 232).

Beim Schuldgefühl aus Vitalität geht es, so Hirsch, um ein Habenwollen, ein Lebenwollen. Häufig ist dieses verbunden mit dem Gefühl, es besser haben zu wollen als die eigenen Eltern, die Geschwister, Verwandte. Man möchte sich mehr vom Leben nehmen als diese. In der Fantasie des Betreffenden bedeutet das aber auch, den anderen (den, der weniger hatte, sich weniger nehmen durfte oder weniger genommen hat) zurückzulassen, ihn zu verlassen. Es bedeutet, sich zu trennen, indem man andere Ansprüche an sein Leben stellt. Nun ist es auch in diesem Falle so, dass Eltern sehr häufig manifest wünschen: Meine Tochter, mein Sohn soll es einmal besser haben als ich. Man könnte meinen, dann müsste doch alles in bester Ordnung sein. Warum aber ist das häufig nicht der Fall?

Zum einen weil auch Eltern nicht über ihr Unbewusstes verfügen und unbewusst ihren Kindern deren bessere Möglichkeiten durchaus neiden können. Das wäre für sich genommen noch nicht so gravierend, wenn dieser Neid in gewissen Grenzen bliebe, zum richtigen Zeitpunkt und in adäquater Form ausgesprochen und von Eltern wie Kindern gleichermaßen ertragen werden könnte.

Nun kann es aber sein, dass sich Eltern den Neid auf ihre Kinder gar nicht eingestehen und vor sich zulassen mögen. Sie müssen ihn also abwehren, und so dringt ihnen der »Verrat aus allen Poren«, um ein Bonmot von Freud zu benutzen (Freud, 1905e, S. 240). Das, was da »aus den Poren dringt«, kommt in Form subtiler Interaktionen im prozeduralen Gedächtnis der Kinder an. Und Hänschen klein muss umkehren, ohne dass er so recht weiß, warum, wo er sich doch so auf den Aufbruch gefreut zu haben glaubt.

Doch selbst wenn – zum anderen – der Neid bewusst und irgendwie diskursfähig wird, muss er noch von den Kindern ausgehalten werden können, das heißt, diese müssen ertragen, dass es ihnen womöglich *wirklich* besser geht als ihren Eltern, dass sie etwas bekommen, was ihre Eltern nie mehr in der Form bekommen werden. Auch das ist nicht so einfach. Auch das bedeutet, Trennung und Unterschiede aushalten zu können. Es heißt dann auch: Ich bin anders als du; ich bin nicht mit dem wenigen zufrieden, mit dem du dich zufrieden gibst, ich will mehr für mich! Wie schon erwähnt, trennt Mathias Hirsch scharf, er möchte das Überlebendenschuldgefühl auf das tatsächliche Überleben beschränken, also auf »ein Schuldgefühl, überlebt zu haben, während ein anderer [oder gar viele andere] sterben musste[n]« (Hirsch, 1997, S. 193). Es geht hier also nicht um das Schuldgefühl, ein besseres Leben zu wollen, sondern *überhaupt zu leben*.

Nach meiner Erfahrung entspringt das Schuldgefühl aus Vitalität einem sehr massiven und häufig auftretenden Trennungskonflikt in der Nachkriegsgeneration, also der zweiten Generation, allerdings nicht allein und strikt abgegrenzt, denn in dieser kann es sich durchaus mit dem Überlebendenschuldgefühl vermischen. Oft versehen mit dem unbewussten Auftrag der Eltern, es im Leben zu etwas zu bringen, es *zu mehr* zu bringen und damit zum Beispiel *Wiedergutmachung* zu leisten, geraten die Kinder in einen unlösbaren Konflikt, wenn es zur Probe kommt, das heißt, wenn es ihnen wirklich besser gehen kann und sie ihre Eltern in der Lebensqualität »überholen« könnten. Zwar kann ein Außenstehender am Ende ja nicht wirklich beurteilen, was für einen anderen ein Mehr an Lebensqualität sein mag. Manch einer ist sehr glücklich oder mindestens zufrieden mit einem Leben, das einem anderen eintönig vorkommen mag. Doch entscheidend ist hier bereits die *Fantasie* des Nachgeborenen. Es kann ausreichen, dass dieser sich, bewusst, aber häufig auch unbewusst, vorstellt, wenn er diese Gelegenheit ergriffe, dann ginge es ihm wirklich besser als dem Vater, der Mutter. Vielleicht zuckt er zurück und rationalisiert dieses Zurückschrecken.

So kann es geschehen, dass ein junger begabter Akademiker der Achtundsechziger-Generation zum Beispiel nicht die universitäre Laufbahn einschlägt, weil der Vater, erfolgreicher Akademiker mit Universitätsabschluss und Promotion, im Krieg gefallen ist. Der unbewältigte Trennungskonflikt lässt ihn also nie seine Möglichkeiten ausschöpfen, ausleben.

So kann es geschehen, dass eine intelligente Frau am Ende ganz auf eine berufliche Karriere verzichtet, um so eine vermeintliche Schuld an der Mutter »abzubezahlen«, die im Krieg nur mühsam, und selbst auf alles verzichtend, ihre Kinder »durchgebracht« hat.

Oder ein Mann wird zum Beispiel ein erfolgreicher Psychotherapeut, kann aber sich selbst nie wirklich etwas gönnen, weil er zum Beispiel große Schwierigkeiten hat, für sich persönlich Geld auszugeben oder auch mal mehr als nur ein paar Tage freizunehmen.

Eine Form des Überlebendenschuldgefühls findet sich auch bei einem Geschwister, dessen Bruder oder Schwester im Laufe des gemeinsamen Lebens gestorben ist. Je nach Reaktion der Umwelt und je nach der Qualität der Beziehung der Kinder zu den Eltern und untereinander, kann es zu heftigen Schuldgefühlen kommen, die sich im Extrem so auswirken können, dass die betreffende Person ihr Leben »opfert«, das heißt es zum Beispiel ganz in den Dienst anderer Menschen stellt, ihr Leben in altruistischer Weise »abtritt« und eigenen Wünschen und Bedürfnissen so gut wie nie nachgehen »darf«. Das Schwierige daran ist, dass dieser Mechanismus so lange und intensiv internalisiert wird, bis das überlebende Geschwister am Ende gar nicht mehr *weiß*, ob es nach eigenen Wünschen handelt oder nach fremden. Es kommt ihm so vor, als habe alles seine Richtigkeit. Die Abtretungen lindern die Schuldgefühle, die auch aus der ambivalenten Beziehung zum einstigen Geschwister resultieren können. Vielleicht ist es damals bevorzugt worden und man war eifersüchtig, neidisch, hat es gar – was ja nicht so selten vorkommt – weggewünscht. Solche Gefühle können dann nach dem tatsächlich eingetretenen Tod eines Geschwisters die Schuldgefühle verstärken. Aber auch bei einer weniger ambivalenten Beziehung kann es gerade dieses Gefühl sein, leben zu dürfen, während der Bruder oder die Schwester das nicht mehr darf. Man mag sich hier an Ernest Freud erinnern, der für sich selbst das Überlebendenschuldgefühl als Motiv für seine spätere Forschungsarbeit verstand.

So leben Überlebende, indem sie sich möglichst wenig »vom Leben« nehmen und so versuchen, einen »Ausgleich« zu schaffen: »Sieh, ich lebe zwar, aber ich bin solidarisch mit dir, ich erfülle mir auch meine Wünsche und Träume nicht mehr.«

Die hier vorgestellten Symptome und Indikatoren, die auf eine Trennungsproblematik hinweisen, erheben nicht den Anspruch auf Vollständigkeit. Selbstredend kann sich hinter vielem und hinter fast jedem Affekt eine Trennungsproblematik offenbaren, aber die hier genannten Beispiele können und sollten uns aufhorchen lassen, da sie (ich möchte sie so nennen) »Leitaffekte von Trennungskonflikten« darstellen.

Trennungsängste und Trennungswünsche

Ängste und Wünsche – eine vermeintlich widersprüchliche Affektpaarung – möchte ich hier zusammen behandeln, weil sie meines Erachtens gerade bei Trennungen in ihrem Zusammenwirken betrachtet und beachtet werden sollten, auch deshalb, weil sich – so mein Eindruck – eine Tendenz in die psychotherapeutische Theorie eingeschlichen hat, die Trennungs*ängste* überzubetonen, sie gegenüber den Trennungs*wünschen* allzu sehr in den Vordergrund zu rücken, und zwar mit der Gefahr, Letztere eventuell ganz zu vernachlässigen, etwa indem man den Fokus der eigenen therapeutischen Haltung auf die Ängste legt. Wenn man aber jegliche Psychotherapie auch als ein Autonomieprojekt versteht, dann gilt es doch besonders, die Wünsche der Patientinnen und Patienten aufzuspüren und hinzuhören, wo sie sich in dem ganzen Dickicht und manchmal Lärm von Ängsten, Aggressionen, Depressionen verbergen. Gäbe es nicht diese beiden Pole, Ängste und Wünsche, dann käme es ja auch zu keinem Konflikt.

Nun ist es aber in unserer Arbeit eben meistens so, dass die Menschen uns (unbewusst) zunächst einmal ihre *Abwehrseite*, also ihre Ängste, präsentieren – wie sollte es auch anders sein, könnte man sich fragen, denn sie haben schließlich viel Mühe darauf verwandt, diese Abwehr aufzubauen, eine Abwehr, die sie im Großen und Ganzen funktionsfähig und manchmal sogar am Leben hält.

Ein aus meiner Sicht häufig begangener Fehler in Psychotherapien ist, dass man die Abwehr eines Patienten zu früh und zu sehr infrage stellt. Dies kann mitunter zu heftigen Krisen führen, insbesondere wenn sich eine versteckte Wertung dieser Art mit einschleicht: »Das ist ja *nur* Abwehr!« Was heißt hier »nur«? Aus meiner Sicht wäre es hilfreich, wenn man sich eine innere Haltung aneignete, welche die Abwehrbemühungen des Patienten zu schätzen weiß, indem man sich klarmacht, dass es dieser Mensch mit diesem Schicksal bis hierher geschafft hat. Oftmals ist es sogar förderlich, diese Abwehrleistungen explizit anzuerkennen, besonders dann, wenn die Patienten sie selbst sehr abwerten. So kann man zum Beispiel anerkennen, was ein Mensch *trotz* seiner oft zahlreichen Ängste erreicht hat.

Doch auch bei anderen Abwehrbemühungen gegen Trennungswünsche – wie altruistischen Abtretungen, Parentifizierungen, Bindungen an zu Hause, starker Sorge um und für andere etc. – lassen sich durchaus positive Aspekte finden, selbst wenn diese Dinge nicht wirklich freiwillig passieren, sondern aus inneren Notwendigkeiten. Manchmal ist das aber erst einmal alles, was ein Mensch hat, worüber er sich positiv definiert, daher kann es katastrophale Wirkungen haben, wenn ihm dieses durch verfrühte Deutungen oder eine starre Haltung »weggenommen« wird. Durchaus können wir uns innerlich – in unserer Haltung – mit den Trennungswünschen des Patienten solidarisieren und gemeinsam nach diesen forschen. Das lässt sich theoretisch nur sehr unscharf beschreiben, weil es manchmal lediglich um Nuancen geht, aber vielleicht lässt es sich anhand eines Beispiels plastisch machen:

> Eine vierzigjährige Mitarbeiterin eines mittelgroßen Betriebes nimmt aufgrund eines Erschöpfungszustands und depressiver Verstimmungen eine Psychotherapie auf. Sie berichtet von dem hohen Krankenstand in der Firma und dass sie für sämtliche Kollegen und deren Aufgabenbereiche immer wieder habe einspringen müssen. Nun fühlt sie sich elend und krank, kann aber nicht zu Hause bleiben. Was braucht diese Frau?

Eine Variante wäre folgende Intervention: »Sie sind so erschöpft und müde, weil Sie immer für alle da sein müssen. Das Schlimme ist, dass Sie gar keine Wahl zu haben scheinen, Sie müssen das tun, weil Sie es als innere Notwendigkeit spüren. Sie tun das, weil Sie sonst Ihre Schuldgefühle nicht aushalten würden.«

Das mag eine theoretisch sehr richtige Intervention sein, allerdings besteht die Gefahr, dass sie den Druck auf die Patientin erhöht. Sie hört, dass sie etwas nicht kann, und das, wo sie sich doch so viel Mühe gibt.

Man könnte also folgende Alternative in Erwägung ziehen: »Sie sind so erschöpft und müde, weil Sie sich so unglaublich bemühen, es allen recht zu machen. Sie möchten verlässlich sein und niemanden enttäuschen. Und ich denke, dass Ihre Kollegen da oft viel an Ihnen haben. Das Schlimme ist, dass Sie dabei auf sich selbst so wenig Rücksicht nehmen dürfen. Finden Sie das nicht auch ein bisschen ungerecht, dass andere auch mal zu Hause bleiben dürfen, wenn sie krank sind, Sie das aber nie tun?«

Mittels einer solchen Intervention spricht man, sozusagen ganz zart und durch die Hintertür, neben der (Trennungs-)Angst auch einen möglichen (Trennungs-)Wunsch der Patientin an. Dies ist, wie gesagt, nur ein kleines Beispiel, das für eine grundsätzliche – aus meiner Sicht – therapeutisch förderliche Haltung sensibilisieren soll: die Abwehrbemühungen anzuerkennen und gleichwohl die Wünsche des Patienten nicht aus den Augen zu verlieren und sich mit diesen, wenn sie denn auffindbar sind, zu solidarisieren.

Trennungstraumata

Solidarität und Beistand sind nachgerade bei der Bearbeitung von Trennungstraumata ein elementarer Bestandteil. Traumatisierte Menschen verlieren das Vertrauen in die Welt oder können es gar nicht erst erwerben. Sehr grob lassen sich zwei Formen von Beziehungstraumata unterscheiden: solche, die die körperliche und auch seelische Integrität des Subjekts betreffen, also Übergriffe durch äußere Objekte, die das Subjekt verletzen, »beschädigen«.

Dazu gehören alle Formen körperlicher und seelischer Misshandlungen, Folter sowie sämtliche Angriffe, die dem Körper und der Seele des Subjekts gelten.

Die andere Form eines Beziehungstraumas ist der frühe Objektverlust, und zwar eines Objekts, auf das man zum Zeitpunkt des Verlustes existenziell angewiesen war. Dabei ist es zunächst nicht entscheidend, ob das Objekt das Subjekt verlassen *wollte*, sondern zunächst ist allein die Tatsache bedeutsam, *dass* das Objekt nicht mehr zur Verfügung stand. Da das Subjekt, also in der Regel das kleine Kind, existenziell so sehr auf das Objekt angewiesen ist, kann es vermutlich zunächst gar nicht anders, als dessen Verschwinden »persönlich« zu nehmen und auf sich zu beziehen: »Es ist meinetwegen weggegangen; ich bin nicht gut genug, dass es bleibt; ich bin schuld, dass es weg ist«, so in etwa klänge wohl die Versprachlichung.

Später, zum Beispiel im Verlaufe einer Psychotherapie, wird die Frage, ob das Objekt gehen *wollte* oder *musste*, noch einmal von zentraler Bedeutung sein. Der Umstand bleibt entscheidend, dass das Objekt verloren geht. Donald W. Winnicott hat das treffend zusammengefasst:

> »Das Gefühl, daß die Mutter da ist, dauert x Minuten. Wenn die Mutter länger als x Minuten weg ist, verblasst ihr Bild […]. Das Kind ist verzweifelt, aber diese Verzweiflung wird bald behoben, wenn die Mutter nach x + y Minuten zurückkommt. In x + y Minuten hat sich das Kind nicht verändert. Aber in x + y + z Minuten ist das Kind traumatisiert worden. […] Traumatisierung bedeutet, daß das Kind einen Bruch in der Kontinuität des Lebens erlebt hat, so daß jetzt primitive Abwehrmechanismen aufgebaut werden, mit denen es sich gegen eine Wiederholung der ›undenkbaren Angst‹ oder der akuten Verwirrung wehrt, die zur Desintegration der beginnenden Ich-Strukturierung gehört« (Winnicott, 1971, S. 113).

Im selben Text schreibt Winnicott, dass die Mutter die Veränderung beim Kind auch dann nicht mehr beheben kann, wenn sie nach x + y + z Minuten zurückkommt (ebd.). Damit weist er auf einen – zunächst – unumkehrbaren Einbruch in die Psyche des Kindes hin. Obwohl es ganz sicher einen großen Unterschied ausmacht, ob die Mutter noch einmal zurückkommt oder ob sie nie wieder erscheint (wie im Leben von »Ernstl«), ist es wichtig, zu verstehen, dass – trotz ihrer Rückkehr – dennoch bereits etwas geschehen ist.

Was passiert in diesen Situationen?

Die Mutter oder eine andere Pflege- und Hauptbezugsperson ist, darauf habe ich bereits im vorangehenden theoretischen Teil hingewiesen, in der frühen Phase lebensnotwendig für den Menschen, der als physiologische und psychologische Frühgeburt zur Welt kommt. Die Mutter wird lange (insbesondere in der symbiotischen Beziehung) benötigt, um physiologische und psychologische Grundbedürfnisse zu stillen (!) und zu regulieren. Das Kind ist allen Einwirkungen, solchen von innen und solchen von außen, zunächst schutzlos ausgesetzt. Wilfred Bion spricht hier von der »Alpha-Funktion« der Mutter, also ihren regulativen Ressourcen, mit deren Hilfe sie die »rohen Sinnesdaten« (Freud) beruhigt, also die unmittelbaren Gefühle und Bedürfnisse des Säuglings.

Diese Gefühle und Bedürfnisse, die aus Missempfindungen erwachsenen Bedrohungen nannte Bion »Beta-Elemente«.

> »Die Alpha-Funktion wirkt auf alle beliebigen Sinneseindrücke und auf alle beliebigen Emotionen ein […]. Wenn die Alpha-Funktion gestört und deswegen außer Kraft gesetzt ist, bleiben die Sinneseindrücke […] und die Emotionen […] unverändert. Ich werde sie Beta-Elemente nennen. Im Gegensatz zu den Alpha-Elementen werden die Beta-Elemente nicht als Erscheinungen empfunden, sondern als Dinge an sich« (Bion, 1962, S. 52).

Dabei versteht Bion unter »Dingen an sich« Objekte, die für den Menschen nicht erkennbar sind (ebd., S. 160). In unserer heutigen Sprache könnten wir vielleicht sagen, solche Beta-Elemente sind unbewusste, prozedurale, nicht symbolisierte (und daher »rohe«) Sinnesdaten, also überwiegend körpernahe Empfindungen. Das Kind, das »infans«, kann diese nicht sprachlich benennen, es kann eigentlich gar nichts *aktiv* mit ihnen anfangen, kann sie nur *passiv* erleiden. Es ist die Mutter, die diese Sinnesdaten verstehen, einordnen und schließlich regulieren muss, um das Kind beruhigen zu können.

Dieser Prozess findet in einer gut funktionierenden Mutter-Kind-Beziehung viele Male am Tage statt, man könnte sagen, zu Beginn besteht die Beziehung geradewegs daraus. Ist nun die Mutter eine Zeit x weg, dann steht sie mit ihrer Regulationsfunktion nicht zur Verfügung, und das Kind ist dem inneren Andrängen von Empfindungen und einem möglichen Chaos allein ausgesetzt. Das Kind fühlt sich bedroht, es erlebt Angst, Verwirrung (in unserer Erwachsenensprache), es ist verzweifelt und weint. Wenn dann die Mutter nach der Zeit x + y zurückkommt, kann sie sich dessen wieder annehmen und Ordnung schaffen. Aber dauert die Zeit bis zu ihrer Rückkehr zu lang (x + y + z), ist so viel inneres Chaos entstanden, dass es sich nicht einfach wieder ordnen lässt. Wie kann man einen solchen Zustand in der Sprache der Erwachsenen beschreiben? Es mag das Gefühl eines totalen Ausgeliefertseins, das Gefühl einer letztlich nicht beschreibbaren Vernichtungsangst sein.

Übergangsobjekte und Symbole

Donald W. Winnicott versäumt nicht, darauf hinzuweisen, wie wichtig und heilsam es ist, wenn das Kind von der Mutter vorübergehend (also eine Zeit x) allein gelassen wird, weil es dadurch zu einer Stärkung der Ich-Struktur komme (Winnicott, 1971, S. 113). Diese »fördert nämlich seine Fähigkeiten, Symbole der Einheit zu verwenden; es kann dann wieder Trennungen zulassen oder daraus etwas für sich gewinnen« (ebd.). Und Winnicott fasst noch einmal das schon mehrfach erwähnte Paradoxon zusammen: »[…] die Trennung, die eigentlich keine Trennung, sondern eine Form der Einheit ist« (ebd.).

Was Winnicott hier beschreibt, ist die Keimzelle der Fähigkeit zum Alleinsein. Bion wird in diesem Zusammenhang das Bonmot »Keine Brust, ein Gedanke« nachgesagt. Er fragt sich: »Ist ein ›Gedanke‹ dasselbe wie die Abwesenheit eines Dings? Wenn da kein ›Ding‹ ist, ist ›kein Ding‹ ein Gedanke [no thing/nothing]?« (Bion, 1962, S. 81f.).

Im Prinzip beschreiben beide einen ähnlichen Vorgang, versuchen sich dem anzunähern, wie wir uns die Entstehung oder die Präkonzeption von Symbolen vorstellen können. Der innere

Druck, wenn man es denn so nennen darf, ein Symbol zu konzipieren, entsteht durch den Druck der Trennung, durch die Tatsache, dass kein Objekt »ewig« bei einem ist. Zugleich ist aber zu berücksichtigen, dass zuvor »etwas«, also ein Objekt *da* gewesen sein muss, damit überhaupt ein Symbol konzipiert werden kann. Aus nichts entsteht auch nichts.

Hier ist nicht der Raum, um großzügig auf die Theorie des Symbols eingehen zu können. Aber so viel doch: Unser Begriff des Symbols stammt vom griechischen Wort »symbolon« (das Zusammengeworfene) ab. Hans-Georg Gadamer hat herausgearbeitet, dass das Symbol, anders als die *Allegorie*, eben nicht nur der Sphäre des Redens, der Sprache, des »logos« zugehörig ist, sondern »sein eigenes sinnfälliges Sein« hat (Gadamer, 1965, S. 68), das an sich Bedeutung trägt: »Als Vorgezeigtes ist es das, woran man etwas anderes erkennt. Offenbar heißt Symbol, was nicht durch seinen Inhalt allein, sondern durch seine Vorzeigbarkeit gilt, also ein Dokument ist, an dem sich Mitglieder der Gemeinschaft erkennen« (ebd.).

Die von Gadamer hier benannte (und oft vergessene) Tatsache, dass Symbole nicht allein im Logos ihr etymologisches Zuhause haben, sondern das konkret Dingliche zu ihnen gehört, ist vielleicht für uns Therapeuten nicht unwichtig, die wir mitunter etwas naserümpfend auf das Bedürfnis unserer Patienten nach Konkretem schauen. Das Symbol (auch das konkrete, dingliche Symbol wie etwa ein Bild) wird somit nämlich zum Vermittler und damit auch Tröster par excellence bei Trennungen.

»Ein Symbol verweist nicht nur, sondern es stellt dar, indem es vertritt. Vertreten heißt aber, etwas gegenwärtig sein lassen, was nicht anwesend ist [sic!]. So vertritt das Symbol, indem es repräsentiert, das heißt etwas unmittelbar gegenwärtig sein läßt [!]« (ebd., S. 146). Das Symbol wird so zum Vermittler, zum Bindeglied zwischen Anwesenheit und Abwesenheit eines Objektes.

Nun fällt auch die Fähigkeit, Symbole überhaupt verwenden zu können, nicht vom Himmel. Diese Fähigkeit bildet sich ebenfalls in der Spannung von An- und Abwesenheit eines Objekts heraus. Einer ihrer Vorläufer ist in der (wirklich genialen) Idee Winnicotts vom Übergangsobjekt und Übergangsraum zu sehen: Alle kennen wir Übergangsobjekte, von der Kuscheldecke bis zum Teddybären. Sie werden, wie Winnicott so plastisch beschreibt, sowohl zärtlich behandelt als auch misshandelt, vor allem aber leidenschaftlich geliebt (Winnicott, 1971, S. 14). Das Übergangsobjekt darf nicht verändert (zum Beispiel auch nicht einfach so gewaschen werden), es muss vor allem – unverändert – *da* sein. Und schon Winnicott stellte fest, dass sich auch nicht *irgendein* Objekt dazu eignet, sondern dass es eines sein müsse, »das dem Kind das Gefühl der Wärme vermitteln kann« (ebd., S. 15).

Das Übergangsobjekt befindet sich in einem intermediären Raum zwischen Außen und Innen. Als konkretes Ding ist es außen, aber als das, was es bedeutet und repräsentiert, ist es innen. Im Übergangsobjekt mischen sich die äußeren Bedingungen des Objekts mit den inneren Aufladungen durch Gefühle und Imaginationen. Laut Winnicott lernt das Kind gerade durch das Übergangsobjekt den Unterschied zwischen Ähnlichkeit und Differenz kennen, während man bei der Symbolbildung bereits in der Lage ist, zwischen inneren und äußeren Objekten zu unterscheiden, also auch zwischen subjektiver Kreation und objektiver Beschaffenheit. In diesem Sinne ist die Entwicklung des Übergangsobjekts die Vorstufe der Fähigkeit zur Symbolisierung und damit auch der Fähigkeit zum Alleinsein, also Trennung aushalten und sie gar auch kreativ nutzen zu können.

Bei der Begeisterung für Übergangsobjekte gerät oft in Vergessenheit, dass die Fähigkeit, solche Objekte zu entwickeln und zu gebrauchen, von der Existenz eines guten äußeren Objekts abhängig ist. Ein Übergangsobjekt funktioniert nur, wenn das innere Objekt »lebendig, real und gut genug (nicht allzu sehr ›verfolgend‹) ist«. Aber diese Eigenschaften des inneren Objekts hängen eben von den Eigenschaften und Verhaltensweisen des äußeren Objekts ab. »Versagt dieses äußere Objekt in wesentlichen Funktionen, so wird das innere Objekt sterben oder zum Verfolger werden« (Winnicott, 1971, S. 20).

Diese Sätze und die damit zusammenhängenden Ideen scheinen mir zentral, um Trennungstraumata zu verstehen. Winnicott beschreibt, dass das äußere Objekt anwesend sein muss, und diese Anwesenheit besteht in den regulierenden, spiegelnden, nährenden Funktionen (nicht etwa in bloßer körperlicher Anwesenheit bei psychischer Abwesenheit). Zugleich darf das Objekt nicht *zu* anwesend sein, nicht so wie beim Hasen und Igel, wo der Igel immer schon da ist, sondern das Objekt muss Platz lassen für die »spontane Geste« (Winnicott, 1965, S. 193) des Kindes, »das wahre Selbst in Aktion« (ebd.). Das verfolgende Objekt allerdings begegnet uns beim Patienten später als Introjekt wieder.

Das äußere Objekt versagt in seinen wesentlichen Funktionen, wenn es eine Zeit x + y + z weg ist. Dann stirbt das innere Objekt, das bis dahin existiert hatte oder sich gerade im Aufbau befand. Und dann – das scheint mir wichtig – versagt auch die Fähigkeit, ein Übergangsobjekt zu haben, zu kreieren, zu nutzen. Wenn es nicht irgendwo eine Insel mit guten Beziehungserfahrungen gibt, können die Übergangsobjekte ihre eigentliche Aufgabe, Trennung aushaltbar zu machen und selbst zu gestalten, nicht erfüllen. In solchen Fällen kann die Aufgabe der Psychotherapie darin bestehen, einen solchen – für den Patienten *spürbaren* – Übergangsraum zu schaffen. Es ist ein Fortschritt, wenn Patienten im Laufe einer Therapie die Fähigkeit entwickeln, Übergangsobjekte zu verwenden.

> Eine Patientin, deren Eltern sich trennten, als sie drei Jahre alt war, wurde von ihrer Mutter verlassen. Sie ging und meldete sich fortan nie wieder bei dem Kind. Als die Patientin ihre Mutter später auf der Straße sah, drehte sie sich weg von ihr und zeigte keinerlei Gefühl, was der Vater so interpretierte, dass es ihr nichts ausmache. Im Alter von fünf Jahren magerte sie stark ab und erbrach sich häufig, sodass man sie auf eine Kinderkur schickte. Dort sei sie das einzige Kind gewesen, das nie Heimweh hatte.

Hier findet sich furchtbar und plastisch bestätigt: Die Mutter, obwohl es sie noch gibt und das Kind sie sehen kann, ist als gutes Objekt im Inneren des Kindes gestorben, so wie offenbar auch im Inneren der Mutter das Kind gestorben ist. Das Kind versucht sich auf diese Weise vor einem neuerlichen Verlust und auch vor anderen unerträglichen Gefühlen zu schützen.

> In der Therapie machen der Patientin sämtliche Urlaubsunterbrechungen anscheinend »nichts aus«, und das so überzeugend, dass man tatsächlich glauben konnte, es stimme – wären da nicht in den Ferien somatische Erkrankungen oder Zustände massiver Lethargie und Lustlosigkeit aufgetreten. Allerdings

besserten sich diese zunächst auch mit Wiederbeginn der Therapie nach den Ferien nicht, denn »es« war ja wieder passiert.

Das »Heimweh« war bis ins Erwachsenenalter verdrängt worden, gleichwohl immer noch da. Die Angst vor den dann möglicherweise anflutenden Gefühlen war so massiv, dass sich die Patientin schützen musste. Zugleich hatte die junge Frau es schwer, überhaupt Objekte psychisch zu besetzen, Leidenschaft für etwas zu empfinden. Es war, als fehle der Patientin in jeglichem Übergangsraum die Luft zum Atmen.

Die Mutter, die sie verlassen hatte, lebte als Introjekt in ihr fort, ein Introjekt, das sich aus traumatischen Trennungserfahrungen zusammensetzt, das nicht verlassen werden kann und dem sich auf geheimnisvolle Weise das Leben unterzuordnen scheint.

Introjekte

Wie soll man sich ein solches Introjekt, wie im vorherigen Fallbeispiel angedeutet, vorstellen? Vielleicht in etwa so: Es ist etwas in einem, das dem Betreffenden sagt: »Du kannst dir meiner nie sicher sein! Ich kann dich jederzeit verlassen.« Daraus folgt dann unter Umständen, dass die Person es vermeidet, andere Menschen libidinös oder überhaupt psychisch zu besetzen. Damit kein Irrtum entsteht: Dies ist kein intentionaler, kein freiwilliger, sondern ein *unbewusster* Vorgang, mit dem die betreffende Person sich zu schützen versucht. Leider funktioniert diese Art Schutz nur um einen sehr, sehr hohen Preis, nämlich dem, dass diejenigen wie in einer Hülle durch die Welt gehen müssen, eine Hülle, die sie von fast allen unmittelbaren Sinneseindrücken fernhält. Solche Menschen leben in einer Art Anästhesie, die zwar auch Schmerzen nimmt oder zumindest dumpfer und leichter erträglich macht, aber eben auch alle schönen Sinnesempfindungen unterdrückt beziehungsweise vergällt (vgl. auch Pflichthofer, 2008).

Heinz Müller-Pozzi (1988) hat gut herausgearbeitet, dass bei einem Introjekt der Mensch auf der *affektiven* Ebene nicht zwischen der *Vorstellung,* also *seinem Bild* vom Objekt, und dem *realen* Objekt unterscheiden kann. Dies ist für die Arbeit in der Übertragung von besonderer Bedeutung. Man kann es sich in etwa so vorstellen, dass der Patient das Introjekt als ein rohes, unverdautes inneres Objekt mit sich herumträgt und es sich wie eine Folie über andere, ähnliche Beziehungen legt. Eine »ähnliche« Beziehung heißt hier eine Beziehung, in der es um Sehnsüchte, Versorgungswünsche und Abhängigkeiten geht, wie diese in einer therapeutischen Beziehung entstehen können (und ja durchaus auch sollen).

Auf der affektiven Ebene wird der Patient also zutiefst misstrauisch sein beziehungsweise sogar davon ausgehen, dass er auch von der Therapeutin verlassen, im Stich gelassen wird. Dies ist ein prozeduraler Vorgang, der quasi am bewussten Erleben vorbeigehen kann. Obwohl beispielsweise die Therapeutin gar keinen Anlass zu dieser Befürchtung gibt und obwohl der Patient sie vielleicht schon ein paar Jahre kennt und nicht verlassen worden ist (dies – *intellektuell* – auch anerkennt), kann doch diese vermeintliche »Gewissheit« weiterwirken. Die positiven Wiederholungen scheinen nicht auszureichen. Um die vermeintliche (affektive) Gewissheit aufgeben zu können, müsste der Patient sich innerlich von dem Introjekt lösen. So paradox das klingen mag, dieses, häufig quälende, Introjekt ist aber manchmal alles, was ihm von seiner Mutter, seinem Vater geblieben ist. Es ist vertraut und daher schwer aufzugeben.

Wie kann eine Lösung, eine Trennung von einem Introjekt aussehen? Es geht ums Nachholen, das heißt, ein psychischer Prozess, der zu Zeiten der Entstehung des Introjekts nicht stattfinden konnte, muss nachgeholt werden. Sein Kennzeichen ist die schrittweise Trennung von Objekt und Objektrepräsentanz, um es auf Dauer zu wagen, sich ein eigenes *Bild* vom Objekt zu machen und dabei zu wissen und aushalten zu können, dass dieses nicht mit dem realen Objekt identisch sein muss. Die Klippe besteht darin, sich ein *eigenes* Bild zu machen, sowohl von dem Objekt als auch von sich selbst, die Welt mit *eigenen* Augen anzusehen und nicht (mehr) mit den Augen des Objekts.

Damit dieses gelingen kann, braucht es eine therapeutische Beziehung, in der sich die Therapeutin auf diese Introjekte einlässt, indem sie diesen einen Platz in der gemeinsamen Aufführung zwischen Patient und sich selbst einräumt (Pflichthofer, 2008). Die Introjekte werden so performativ zum Leben erweckt. Da die Patientinnen und Patienten über diese nicht einfach sprechen können, müssen sie sie anderweitig darstellen, und sie tun das über ihre Art, mit uns zu interagieren, über ihre Art zu sprechen. Beim Patienten unterdrückte Affekte gelangen so über kurz oder lang zu uns, wenn wir denn dafür empfänglich sind. So könnte zum Beispiel jemand, dem es scheinbar gar nichts ausmacht, wenn wir nicht da sind, der sich kaum emotional auf uns bezieht und dem wir nichts zu bedeuten *scheinen, in uns* ein Gefühl von Verlassenwerden, von Alleingelassen-Werden auslösen.

Oder *wir* bekommen Gefühle in Bezug auf die Eltern des Patienten, die dieser nicht spüren »darf«. Es gilt dann, diese Gefühle (in uns) zu nutzen und dem Patienten in adäquater Form zur Verfügung zu stellen. Das ist deswegen von so elementarer Bedeutung, weil dies Bemerkungen sind, die von *außen* kommen und dem Patienten zeigen, dass man dem Introjekt auch die Stirn bieten kann – indem man nämlich sich »herausnimmt«, eine eigene Meinung, eine eigene Vorstellung davon zu haben.

Manchmal löst ein Satz wie »Ihre Mutter hat Sie damals im Stich gelassen« schon Erschütterung aus, je nach Zustand, Protest (»Nein, so kann man das nicht sagen«) oder Erleichterung, weil sich, wie bei »Des Kaisers neue Kleider«, jemand traut, zu sagen, was offensichtlich ist. Im ersten Fall ist die Identifizierung mit dem Introjekt noch ziemlich stark, im zweiten beginnt sie schon zu bröckeln, aber der Patient braucht dafür Beistand.

Je länger ich mit traumatisierten Patientinnen und Patienten arbeite, desto mehr scheint mir der Beistand, die Solidarität mit dem traumatisierten, in diesem Falle dem verlassenen Kind von zentraler Bedeutung zu sein. Die Zerstörungskraft traumatischer Ereignisse, wie etwa der Verlust der Mutter, aber auch körperliche Misshandlung, steigert sich besonders, mitunter dramatisch, wenn das Kind oder auch ein erwachsenes Opfer erlebt, dass dies alles *vor den Augen eines unberührt scheinenden anderen* geschehen darf, dieser nicht eingreift, ja womöglich nicht einmal hinterher bezeugt, dass etwas Schlimmes geschehen ist. Verlassen zu werden ist schon furchtbar genug, aber wenn das Kind den Eindruck bekommen muss, dass die anderen dies »nicht schlimm« oder »egal« finden oder es gar dem Kind selbst anlasten, dann wird die Katastrophe noch größer. Misshandelt zu werden ist entsetzlich genug, aber wenn dieses vor den Augen Untätiger geschieht, ist das Gefühl der bodenlosen Verlassenheit noch gravierender.

Nimmt also die Therapeutin an einer solchen Stelle lediglich die Rolle einer neutralen Beobachterin ein, kann sich diese Neutralität für den Patienten so anfühlen wie: Gleichgültigkeit, nämlich wie eine Wiederholung des Erlebnisses, bei dem andere Zeugen waren und nicht eingegriffen haben (Pflichthofer, 2011b, S. 134).

Um sich also von den Introjekten trennen zu können, das heißt, sich zu trauen, ein eigenes Bild von *seinem* Objekt zu gewinnen, braucht es die Hilfe von uns Therapeutinnen und Therapeuten. Zunächst unsere Zeugenschaft, nach und nach aber müssen wir gewissermaßen demonstrieren, dass man sich auch gegen Introjekte wehren darf, ohne dass einem der Himmel auf den Kopf fällt.

Wie kann man sich nun erklären, dass es den Patienten oft so schwerfällt, sich von Introjekten zu lösen? Wie ist zu erklären, dass sie nicht aufhören können zu warten, ob sich das missachtende, misshandelnde, missbrauchende Objekt nicht doch noch in ein fürsorgliches Objekt verwandelt? Wieso können Kinder nicht aufhören, um ihre Eltern zu werben, obwohl die sie doch immer wieder abschätzig, entwertend, manchmal auch brutal und anderweitig schlecht behandeln? Wieso können sie sich – auch als Erwachsene – von solchen Eltern nicht unabhängig machen, sich innerlich von ihnen trennen? Wieso suchen sie sich stattdessen so häufig Partner, die ihren Eltern gleichen und ebenfalls unbefriedigend und misshandelnd sind? Wieso können sie sich dann auch von diesen Partnern oder Chefs oder Freundinnen nicht trennen? Und »trennen« heißt dabei nicht immer nur räumlichen Abstand einzulegen, obwohl das hilfreich sein kann und manches Mal auch die einzige Möglichkeit ist, nein, trennen, das heißt auch, »Stopp« zu sagen: »Du, ich lasse nicht zu, dass du so mit mir umgehst!«

Und wieso kehren diese Menschen immer wieder zu den unbefriedigenden oder misshandelnden Objekten zurück, *obwohl* es welche gäbe, die gut zu ihnen wären, mit denen sich bessere Beziehungserfahrungen machen ließen?

Häufig wird in solchen Zusammenhängen mit dem »Wiederholungszwang« argumentiert. Ursprünglich von Freud als klinisches Phänomen erstmals in *Erinnern, Wiederholen und Durcharbeiten* (1914g) beschrieben, stand er für das Phänomen, dass Patienten eben nicht ihrem Analytiker einfach schmerzhafte Erlebnisse erzählen können, die aufgrund der an ihnen haftenden schmerzhaften Gefühle der Verdrängung anheimgefallen waren, sondern dass sie diese »als Tat wiederholen« – heute sprechen wir auch vom »Agieren«. Später, in *Jenseits des Lustprinzips* (1920g), sah Freud im Wiederholungszwang dann eher eine Folge des Todestriebs. Inzwischen erfreut sich das Konzept des Wiederholungszwangs großer Beliebtheit und vieler theoretischer Erweiterungen. Die Überlegungen kreisen alle um die Frage: Warum wiederholen die Patienten Schmerzhaftes? Müssten sie nicht, wenn sich ein solches Beziehungsangebot zum Beispiel auch von einer fürsorglichen Therapeutin ergibt, mit wehenden Fahnen überlaufen? Nein! Von wegen!

Die Introjekte machen es ihnen sehr schwer, sich von ihnen zu trennen, zum einen weil sie oft das Einzige sind, das von einer Beziehung geblieben ist, weil sie vertraut sind, zum anderen auch, weil es geschehen kann, dass Eltern – wegen eigener innerer Störungen – in ihren Kindern frühzeitig ein Trennungsverbot implantieren. Dieses wird – fast im wahren Wortsinne – mit der Muttermilch aufgesogen. Hänschen klein hatte so ein Trennungsverbotintrojekt.

Ich möchte hier ausführlicher von einer Patientin berichten.

Waisenhaus

Frau A. ist im Alter von zwei Monaten von ihren Eltern adoptiert worden [im Folgenden spreche ich von den Adoptiveltern als Vater und Mutter]. Das hätten ihre Eltern ihr erzählt, als sie drei Jahre alt war. Ihre Eltern hätten anschließend gefunden, dass sie sich »komisch« verhalte. Später durfte die Adoption keine Rolle mehr spielen. Die Patientin spürte, dass sie keine Fragen dazu stellen durfte, weil ihre Mutter dann »komisch guckte«, kurz angebunden war. Sie hat noch drei leibliche Geschwister, was sie bei Therapiebeginn nicht genau wusste. An ihre ersten sieben Lebensjahre hat sie zunächst nur wenige Erinnerungen. Ihre Mutter war oft im Krankenhaus und hatte sich durch die häufig stürmischen Begrüßungen ihrer Tochter bedroht gefühlt, diese als aggressiv erlebt, Angst um ihre Operationsnarben gehabt und die Tochter deshalb von sich gestoßen.

Der Vater verlässt die Familie das erste Mal, als Frau A. fünf Jahre alt ist. Als sie sieben Jahre alt ist, trennen die Eltern sich dann endgültig, der Vater heiratet wieder. Frau A. besucht ihn alle vierzehn Tage, aber er ist dann häufig gar nicht zu Hause.

Nach den Besuchen bei ihm ist sie immer unglücklich und auch aggressiv, »verrückt« (!) die Möbel in ihrem Zimmer.

Der Vater sei ein »Eisblock« gewesen, und Frau A. nimmt an, dass die Adoption, in die er eingewilligt hatte, eher eine »Beschäftigungstherapie« für ihre Mutter habe sein sollen. Später kommt er seinen Unterhaltszahlungen zunächst nicht vollständig und schließlich gar nicht mehr nach, die Patientin geht aber nicht gerichtlich gegen ihn vor.

Das Leben mit der Mutter fühlte sich für die Patientin oft unerträglich an. Wenn sie irgendetwas tat, was der Mutter missfiel, sprach diese tagelang nicht mit ihr, und Frau A. musste um sie »herumschleichen« und werben, bis die Mutter »wieder normal« war.

Frau A. kam als junge Erwachsene zu mir und war schon damals eine sehr attraktive junge Frau. Aber erst jetzt, mit knapp vierzig Jahren (!), kann sie diese Attraktivität selbst bemerken. Sie hat sich immer für hässlich, für eine »fette Drohne« gehalten, ihre Mutter habe ihr niemals gesagt: »Du siehst schön aus!«

Frau A. durfte fast nichts eigenständig unternehmen. Wann immer sie sich später etwas vornahm – Schule, Berufsabschluss oder Ähnliches –, es wurde von negativen Weissagungen der Mutter begleitet.

Als Frau A. als Adoleszente zu mir kam, ging es unter anderem darum, sich aus einer sehr destruktiven Arbeitsplatzsituation zu lösen, aber der (»Vater«)-Chef durfte nicht verlassen werden.

Im Laufe der lang dauernden Psychotherapie beginnt sie ihren Lebensradius zu erweitern. Sie zieht zunächst im Inland weit von der Mutter weg und absolviert eine Ausbildung, sie heiratet, bekommt eine kleine Tochter, die Familie geht schließlich ins Ausland. Über all die Jahre hält sie in großen Intervallen den Kontakt zu mir, mal kommt sie für ein paar Sitzungen, mal auch nur für ein Gespräch, mal geht es über Telefongespräche, mal über E-Mails.

Sie bekommt ein zweites Kind, einen Sohn, die Tochter wird älter und reagiert etwas verwirrt bei Fragen nach ihren Großeltern. Die Mutter erklärt ihr mithilfe von Fotos die familiäre Situation und ihre Herkunft. Die Tochter sieht sie an und sagt: »Mama, das ist ja total traurig!« Vielleicht zum ersten Mal in dieser Intensität wird Frau A. von dem Schmerz um ihre Kindheit erreicht.

Eine weitere Situation ist einschneidend: Frau A. fährt ihre Tochter und deren Freundin im Auto nach Hause. Die Freundin der Tochter fragt plötzlich vom Rücksitz aus: »Du, stimmt es, dass du im Waisenhaus warst?« Frau A. berichtet mir, wie perplex sie war. Sie spürt ein unangenehmes Gefühl. Einerseits hat sie schon einen gravierenden Trennungsschritt gegenüber dem Introjekt gewagt, indem die Adoption innerhalb ihrer Familie »öffentlich« und damit auch wahr werden durfte, andererseits spürt sie auf der affektiven Ebene eine starke Unsicherheit (und wohl auch Scham), wenn diese Tatsache über die Familie hinaus bekannt wird. Zudem traut sich das unbeteiligte Kind etwas auszusprechen, was die Patientin nie laut hätte sagen dürfen: Waisenhaus! Ein Ausdruck, der aus einer anderen Zeit stammt und Kindern aus Märchen vertraut ist. Dort leben arme und verlassene Kinder!

Eines Tages kommt Frau A. wieder einige Stunden in Therapie und berichtet von der Fahrt auf der Autobahn: »Sich von meiner Mutter zu lösen, das war immer Hochverrat. Aber als ich heute an der Auffahrt X vorbeifuhr (wo die Mutter mal gewohnt hatte), da hatte ich plötzlich das Gefühl: Ich bin von meiner Mutter getrennt! Das war ein irres Gefühl. Das bin ich! Das ist mein Leben! Meine Mutter ist wie ein Parasit, den man nicht loswird. Da war ein ständiges Gefühl der Schuld, das wie eine Glocke über mir hing. Ein Parasit, der sich eingenistet hat und den man nicht mehr loswird.«

Das ist eine sehr bildliche Darstellung eines Introjektes, von dem ein Trennungsverbot ausgeht und die sehr anschaulich verdeutlicht, wie lange es dauern kann und was es braucht, um sich von seinen Introjekten lösen zu können. Sinnfällig wird bei diesem Schicksal auch, wie körpernah sich diese Introjektionen auswirken. Frau A. hat immer wieder den Mut zu Trennungsschritten verschiedenster Art gezeigt: Sie macht eine »spannende« Ausbildung, sie bekommt zwei Kinder (ihre Mutter nicht), sie führt eine glückliche Ehe (ihre Mutter nicht), und sie geht mit ihrer Familie für einige Jahre ins Ausland (ihre Mutter nicht), wo es ihr sehr gut geht (ihrer Mutter nicht). Fast allen diesen Trennungsschritten folgten aber über kurz oder lang massive Schuldgefühle, depressive Zustände, Selbstentwertungen und Verzweiflungszustände. Häufig, wenn möglich, hat sich Frau A. dann an mich gewandt. Sie hat mit mir die Bewegung »Fort – Da« immer wieder vollzogen, wenn man so will, immer wieder ausprobiert und eingeübt.

Der Vater wurde von Frau A. – gewissermaßen aus Verzweiflung – stärker idealisiert, auch wenn er sie genauso im Stich gelassen hatte wie die Mutter. Er war die Hoffnungs- und Lichtgestalt in der Ferne. Wenn Frau A. bei ihm zu Besuch war, dann durfte sie keinerlei negative Gefühle haben, auf keinen Fall Kummer oder Schmerz zeigen. Damit stieß sie ihn ab. Der Vater heiratete eine andere Frau, die schon einen Sohn hatte. Diesen Sohn behandelte er wie sein eigenes Kind, während er seine Tochter auf Abstand hielt. Noch heute behandelt er beide ungleich. Und – das ist das Bemerkenswerte – noch heute muss die Patientin das kommentarlos hinnehmen! Es darf (in ihrer Innenperspektive) nicht ausgesprochen werden, dass ihr Vater für sie noch nie genügend Platz hatte, sie ihm »zu viel« war und er sie im Stich gelassen hatte. Sie darf ihm das »nicht antun«, sie muss im Stillen leiden. Das ist die Wirkungsweise eines Introjekts. Sie muss sich mit dem Vater und dessen Wünschen (»Darüber reden wir nicht mehr!«) identifizieren, während sie die eigenen Wünsche (»Ich möchte das mal aussprechen, ich möchte sagen, wie sich das angefühlt hat und noch anfühlt!«) als schuldhaft erlebt und deswegen unterdrücken muss. Sie darf sich von diesem Introjekt (noch) nicht trennen.

Trennungsverbote (meist unbewusste) zeigen sich in der psychotherapeutischen Praxis besonders bei traumatisierten Menschen sehr häufig. Nicht nur bei jenen, die durch eine zu frühe Trennungserfahrung traumatisiert sind, sondern auch bei Menschen, die Opfer schwerer körperlicher Übergriffe wie körperlicher Misshandlungen, darunter sexuellen Missbrauchs, geworden sind.

Hier greift der bekannte psychische Mechanismus, der »Identifikation mit dem Aggressor« genannt wird. Es ist ein großes Verdienst von Mathias Hirsch, die begrifflichen Unklarheiten, die sich oft um diesen Begriff rankten, ausgeräumt zu haben. Dieser wurde nämlich zweifach, und in unterschiedlicher Weise, verwendet, einerseits in Bezug auf Anna Freud, andererseits auf Sándor

Ferenczi. Bei den Beispielen, die Anna Freud anführt, geht es – wie Hirsch bemerkt – eher um vergleichsweise geringe Aggressionen, denen die Kinder ausgesetzt sind (Hirsch, 1997, S. 111). Diese Kinder, so Anna Freud, introjizierten Attribute des ängstigenden (oder aggressiven) Objekts und identifizierten sich anschließend mit diesem Introjekt, was dann in der Praxis so aussah, dass sich das Kind nun seinerseits gegenüber einem geeigneten Objekt als Bedroher positionierte (A. Freud, 2006, S. 112). Es geht hier also um eine Umkehr vom Passiven ins Aktive.

Ganz anders die Beobachtungen und Untersuchungen von Ferenczi, wie er sie in seiner Arbeit *Sprachverwirrung zwischen den Erwachsenen und dem Kind* (1933) darlegt, die wohl noch heute zu den bahnbrechenden psychoanalytischen Arbeiten über traumatisierte Kinder gezählt werden kann. Bei den Angriffen, denen die Kinder ausgesetzt sind, von denen Ferenczi schreibt, handelt es sich um extrem gewaltvolle Angriffe auf Körper und Psyche des Kindes, die von diesem auch als lebensbedrohlich empfunden werden können (und die es oft genug auch in der Tat sind). Aufgrund der *völlig asymmetrischen Kräfteverhältnisse* und aufgrund der existenziellen Abhängigkeit des Kindes hat dieses nur eine Chance: Es muss sich ganz und gar unterwerfen. »Doch dieselbe Angst, wenn sie einen Höhepunkt erreicht, zwingt sie automatisch, sich dem Willen des Angreifers unterzuordnen, jede seiner Wunschregungen zu erraten und zu befolgen, sich selbst ganz vergessend sich mit dem Angreifer vollauf zu identifizieren« (Ferenczi, 1933, S. 308).

Diese Identifikation – Ferenczi nennt sie dann einen Satz später »Introjektion des Angreifers« – ist so vollständig, dass das Kind auch die Schuldgefühle des Angreifers introjiziert. Dies ist der Patientin in dem oben beschriebenen Beispiel auch so geschehen. Das heißt, diese Kinder fühlen sich selbst schuldig an dem, was ihnen von den Erwachsenen angetan wird, und versuchen, in sich für diese Schuld eine Begründung zu finden: Ich war auch wirklich böse, ich war vielleicht nicht das richtige Kind für meine Eltern, und dergleichen mehr. So entstehen schließlich daraus prozedurale Überzeugungen.

Eine solche Form der Introjektion des Schuldgefühls kann sich zeigen und zeigte sich auch bei den Überlebenden der Shoa. William G. Niederland beschreibt es als »makabre Ironie, daß weniger die Täter und Vollstrecker der nazistischen Verbrechen als vielmehr die Opfer an einer Überlebensschuld zu leiden scheinen« (Niederland, 1980, S. 232). Er spricht in diesem Zusammenhang sehr treffend von »Seelenmord« (ebd., S. 229).

Sándor Ferenczi gibt eine erste Antwort auf die oben gestellte Frage, warum die Lösung vom Objekt zu schwerfällt. Er beginnt zu verstehen, warum die Patientinnen und Patienten seinem Angebot, doch auf das Erlittene mit Hass oder Abwehr zu reagieren – was eine Trennung bedeuten würde (!) –, nicht eingehen können. Sie haben seiner Ansicht nach eine Persönlichkeitsform entwickelt, die nur aus Es und Über-Ich besteht, »der also die Fähigkeit, sich selbst auch in der Unlust zu behaupten, noch abgeht, gleichwie für das nicht ganz entwickelte Kind das Alleinsein, ohne mütterlichen und sonstigen Schutz und ohne ein erhebliches Quantum an Zärtlichkeit, unerträglich ist« (ebd., S. 309f.).

Auch wenn man dem sicher so nicht zustimmen kann, dass diese Menschen kein Ich haben, so ist das Prinzip richtig gesehen, dass sie zwischen Über-Ich und Es aufgerieben werden und nur ein schwaches Ich zur Verfügung haben. Hier wird noch einmal deutlich, warum man gerade bei diesen Patientinnen und Patienten mit kritisch gefärbten Abwehrdeutungen sehr zurückhaltend sein muss, und deutlich wird auch, warum Beistand im besten Sinne (kein unkritisches »Ja, ja …«) und Solidarität mit dem Opfer so wichtig sind. Ferenczi schreibt an anderer Stelle über das »Verschwinden der eigenen Person« (Ferenczi, 1985, S. 155):

> »Wird jede Hoffnung auf Hilfe von dritten Personen aufgegeben, und fühlt man die eigenen Kräfte zur Selbstverteidigung vollkommen erschöpft, so verbleibt einem nur noch die Hoffnung auf die Gnade des Angreifers. Unterwerfe ich mich seinem Willen vollkommen, daß ich zu existieren aufhöre, widersetze ich mich ihm also nicht, so schenkt er mir vielleicht das Leben […].«

Immer mal wieder hört man, dass Menschen sagen: »Ja, ja, die möchte so gerne immer Opfer sein!« Wir sollten dabei immer bedenken: Wer so etwas sagt, hat noch nicht verstanden, was ein Opfer ist, und auch nicht, welch überflutende Scham damit einhergeht, wenn dieser Status, selbst wenn die Ereignisse weit in der Vergangenheit liegen, bewusst wird. Aufgrund der Angst vor der überwältigenden Scham muss die Tatsache, dass man einmal ein solches Opfer war, das sich nur durch Unterwerfung retten konnte, verdrängt werden. Umso wichtiger und bedeutsamer, dass wir Therapeutinnen und Therapeuten anerkennen: Dieser Mensch hat sich retten können.

Auf die oben aufgeworfenen Fragen lässt sich zusammenfassend also antworten: Die inzwischen groß gewordenen Kinder warten weiter darauf, dass ihre Eltern sich doch noch als fürsorgliche, wertschätzende und liebevolle Eltern erweisen. Diese Hoffnung aufzugeben würde bedeuten, die Realität anzuerkennen, das heißt, sich selbst als Kind seiner Eltern zu verstehen und anzuerkennen, dass man etwas, das für andere Menschen, andere Kinder scheinbar selbstverständlich ist, nie bekommen wird – jedenfalls nicht mehr als Kind und jedenfalls nicht von diesen Eltern. Die Schwächung des Ichs ist so massiv, dass traumatisierte Menschen sich nicht vorstellen können, die Kraft zu haben, jemals gegen schlechte Behandlung zu protestieren.

So schrecklich das klingt: Das ehemals traumatisierende Objekt war wenigstens anwesend – das Letzte, was blieb. Sich von solchen Objekten zu trennen bedeutet in der Fantasie des ehemaligen Opfers, dann ganz und gar allein auf der Welt zu sein, zumal es sich für vollständig unliebenswürdig hält, halten muss, um seine Eltern zu schützen. Die Introjektion des Schuldgefühls des Täters geht vollständig zulasten des Opfers, das heißt auch, um sich den eigentlichen Täter als »gut« zu erhalten, muss sich das Opfer vollständig »schlecht«machen: »Ich bin so schlecht, ich habe es nicht anders verdient, niemand würde mich anders behandeln, weil ich so schlecht bin.« Die Opfer haben in ihrer Fantasie – gefühlt! – nicht dieselben Rechte wie andere Menschen, selbst wenn sie sich intellektuell vorstellen können, dass das nicht stimmt.

Diese Personen »suchen« vielleicht auch nicht wirklich immer wieder so schlechte Objekte auf, sondern werden manchmal schlicht zu ihnen hingetrieben. Da sie anbieten, »klein« und defensiv zu sein, bleiben sie natürlich an jenen »hängen«, die genau ein solches Objekt brauchen. Der andere Teil des Wiederholungszwangs erklärt sich womöglich aus dem letzten Rest von Hoffnung, auch solcher Hoffnung, die einen Menschen überhaupt in eine Therapie führt. Diese Hoffnung besteht darin, dass es doch einmal ein besseres Ende geben müsse. Aber damit das überhaupt gelten kann, müssen die Ausgangsbedingungen vorher genauso schlecht sein, weshalb Menschen unbewusst ähnlich schlechte Bedingungen wie »damals« aufsuchen. Es ist die Hoffnung auf Erlösung oder – wie Winnicott es beschreibt – die »verfehlte Situation«, die einst »eingefroren wurde, um das Selbst zu verteidigen«, die nun »wieder aufgetaut und noch einmal erlebt werden kann, wobei das Individuum sich in einem Zustand der Regression und in einer Umwelt befindet, die sich angemessen anpaßt« (Winnicott, 1971, S. 188). Darin besteht die Hoffnung, sich irgendwann doch von einem schädlichen Introjekt trennen zu können.

Trennung als Abwehr

Nachdem nun viel von Trennungsängsten und Trennungsverboten, also mit oft verhinderten Trennungen, solchen, die nicht gewagt werden, die unmöglich scheinen, die Rede war, soll es noch um ein anderes Phänomen gehen, bei dem Menschen sich scheinbar mühelos von allem und jedem (besonders von jedem) trennen können. Darunter fallen zum Beispiel jene, die es in Beziehungen nie sehr lange aushalten und sich nach kurzer Zeit, oft nach nur wenigen Monaten, wieder trennen. Hier wird Trennung oft zur Abwehr von Bindungsängsten eingesetzt. Schon zu Beginn des Buches hatte ich darauf hingewiesen, dass Trennung ohne Bindung nicht zu denken ist. Es muss erst etwas geben, an das man sich gebunden *fühlt* – sei es auch noch so locker –, damit man sich überhaupt trennen kann.

Wie bereits deutlich geworden ist, bestimmt die *Qualität der Bindung*, inwieweit Trennung gelingen und als ein konstruktiver und entwicklungsfördernder Schritt erlebt werden kann. Eine gesunde Bindung ermöglicht in der Regel eine konstruktive Trennung, eine pathologische Bindung führt häufig zu Trennungsverboten oder zu destruktiven Trennungen, die mehr einem Sich-Losreißen gleichen.

Wenn Trennungen als Abwehr eingesetzt werden müssen, dann vielleicht, weil die Angst vor einer (gleichzeitig durchaus auch ersehnten) Abhängigkeit in einer Beziehung zu groß ist. Die Bindung aktiviert möglicherweise Sehnsüchte (etwa nach Versorgung, Zuwendung oder auch nach Verstandenwerden) und sorgt auf diese Weise für einen gewissen Regressionsdruck, dem man nur entkommen kann, indem man zwischen sich und dem Objekt wieder genügend Abstand bringt. Oder aber aufkommende Nähe aktiviert die Angst, von dem Objekt vereinnahmt zu werden – wie von Žižek (2003) beschrieben –, und daher löst ein bestimmter Grad von Nähe wieder Trennungsimpulse aus.

Der im Western stilisierte »lonesome cowboy«, der einsame Wolf, der nicht sesshaft werden kann und immer weiterziehen muss, ist ebenfalls eine solche Bebilderung von Trennungen als Abwehr. Sie sind also entsprechend häufiger unter den »Philobaten« als unter den »Oknophilen« zu finden.

Trennungskonflikte in der Psychotherapie

Selbstverständlich ist davon auszugehen, dass sich Trennungskonflikte, wenn sie denn in Biografie und Psyche eines Menschen relevant sind, auch in der Psychotherapie zeigen. Das ist sogar erwünscht, denn nur dann, wenn sie sich darstellen und für den Patienten bewusst erfahrbar werden, können sie auch bearbeitet werden.

Selbstverständlich, sagen wir, werden sich die Trennungskonflikte des *Patienten* in der Therapie zeigen! »Kein Problem, wir sind ja bestens gerüstet!« Zuvor ist aber doch noch ein Innehalten geboten, auch wenn es vielleicht schwerfällt, denn aller Selbsterfahrung zum Trotz: Auch in der Therapeutin mag es Trennungskonflikte geben, die sich auf die therapeutische Beziehung auswirken können.

Trennungskonflikte von Therapeutinnen und Therapeuten

Psychotherapeutinnen und Psychotherapeuten haben ihren Beruf nicht zufällig gewählt. Manchmal bietet er die Möglichkeit, auf fast heimlichem Wege eine eigene langjährige Psychotherapie zu machen; *fast heimlich*, weil man sich den eigenen Therapiewunsch oder, noch prekärer, die eigene Therapiebedürftigkeit nicht eingestehen muss (»Ich *muss* ja die Selbsterfahrung machen«). Manchmal ermöglicht uns die psychotherapeutische Arbeit Formen von Wiedergutmachung (wir heilen vielleicht etwas an und im anderen und damit auch ein bisschen in uns), sie ermöglicht uns, uns selbstwirksam zu erleben, vielleicht auch einmal »die bessere Mutter, der bessere Vater« zu sein, und – wenn wir nicht aufpassen (und selbst dann noch) – eigene Konflikte unbewusst über unsere Patienten auszutragen. Vermutlich handelt es sich häufig um eine Mischung solcher mehr oder weniger bewusster Motive. Nicht zuletzt können wir uns auch durch unsere Arbeit stabilisieren, auch psychotherapeutische Arbeit kann zur Abwehr eigener psychischer Konflikte eingesetzt werden.

Was nun die hier zu bearbeitenden Trennungsproblematiken und -konflikte angeht, möge sich jeder selbst zur Überprüfung der eigenen Haltung Fragen vorlegen, vielleicht auch Fragen von unbequemerer Natur:

- Wie halte ich es denn mit Trennungen? Kann ich mich trennen? (Nicht gleich »Ja« sagen!)
- Wie habe ich Trennungen erlebt, wie ging es mir danach?
- Wie leicht kann ich mich zum Beispiel von einer Theorie trennen, die zwar zum »Mainstream« gehören mag, aber für mich, meine Arbeit, meine Patienten nicht förderlich zu sein scheint?
- Wie leicht oder schwer fällt es mir, laut zu sagen: »Da hatte Sigmund Freud oder Melanie Klein oder Donald Winnicott oder X nicht recht? Das sehe ich anders!«
- Wie genau zeige ich in meinen Fallvorstellungen, was wirklich passiert ist? Wie oft verweise ich auf genau jene Stellen, von denen ich denke, es werde Widerspruch, Missbilligung oder gar Entwertung geben (und zwar in einer Gruppe, die mir nicht zutiefst vertraut ist!)?
- Wie steht es mit meiner Toleranz gegenüber Differenz, Andersartigkeit und Fremdheit? Natürlich sagen wir alle gerne, dass sie groß sei. Aber: Wie weit lasse ich völlig fremde Lebensmodelle und -entwürfe von Patienten gelten und versuche nicht, sie zu pathologisieren, wenn ich den Eindruck habe, dass es ihnen damit ganz gut geht?
- Wie sehr brauche ich die asymmetrische Beziehung zu Patienten in meinem Beruf, um mich sicher zu fühlen? Wie sehr machen mir symmetrische Beziehungen Angst?
- Wie leicht delegiere oder projiziere ich meine Abhängigkeitswünsche und -ängste an meine Patienten?

Auch wir Therapeuten sind keine unbeschriebenen Blätter. Die »Philobaten« unter uns mögen vielleicht allzu schnell auf autonome, selbstverantwortliche Schritte des Patienten drängen, weil ihnen selbst jegliche Abhängigkeit suspekt und nur wie ein notwendiges Übel vorkommt, und werden dem Patienten daher die wichtige regressive Phase erschweren. Um Regression als wichtigen Prozess sehen zu können, muss in der Therapeutin selbst eine gefühlte Vorstellung davon bestehen, dass Abhängigkeit auch positive Aspekte haben kann. Vielleicht idealisiert sie die Unabhängigkeit, die oftmals auch nur eine Pseudo-Unabhängigkeit sein mag. Vielleicht sind solche unter uns, die kurze Therapien bevorzugen und »scheel« auf die lang dauernden und hochfrequenten Analysen der Kollegen schauen und davon überzeugt sind, dass da »etwas falschläuft«. Vielleicht hält manch einer sich zugute, dass es seinen Patienten schnell besser geht und er sie nicht etwa »festhalten« müsse, wie Kollegin X das tue.

Und umgekehrt: Die »Oknophilen« unter uns mögen es vielleicht mit autonomen Schritten nicht so eilig haben. Sie halten eine lange regressive Abhängigkeitsphase für das Nonplusultra, das per se schon heilsam sei. Sie sind vielleicht davon überzeugt, der Patient müsse sich damit irgendwann wohlfühlen, ansonsten befände er sich eben noch im Widerstand. Vielleicht neigen die Oknophilen dazu, Abhängigkeit übermäßig zu idealisieren und dabei zu vernachlässigen, dass diese auch in eine maligne Regression übergehen kann, die an den Kräften zehrt, statt Kraft zu geben. Vielleicht sind ihnen autonome Schritte ihrer Patienten suspekt als »Abwehr gegen die eigentlich doch gewünschte Abhängigkeit«. Vielleicht schauen sie skeptisch auf die kurzen und niederfrequenten Therapien und Analysen mit dem Gefühl, dass das »nix Richtiges, auf jeden Fall keine Analyse« sein könne.

Wenn man bedenkt, wie schwer sich Analytikerinnen mit Veränderungen ihrer Theorien tun, mit Veränderungen ihrer Behandlungspraxis, wie vorsichtig etwaige mögliche Vorschläge, Theorien zu revidieren, oftmals dargeboten werden müssen, wie sehr die Beteiligten sich gegenseitig versichern müssen, es richtig zu machen, wie schwer sie sich damit tun, sich hie und da auch einmal von Freud zu lösen, und wenn man ihre praktische Tätigkeit betrachtet, wie viele Jahre sie mit vergleichsweise wenigen Patienten verbringen, dann wäre es nicht überraschend, festzustellen, dass sich in dieser Profession die Oknophilen ganz wohlfühlen.

Man sieht: Es gibt zahlreiche Möglichkeiten, an denen sich auch Trennungskonflikte der Therapeutin abbilden können. Ich halte es für eine lebenslange professionelle Aufgabe, sich mit diesen und anderen Fragen immer wieder ernsthaft und selbstkritisch zu befassen, sie zu stellen und Antworten zu suchen.

Trennungskonflikte in Übertragung und Gegenübertragung

Ein großes Verdienst Freuds liegt in der Entdeckung und der Nutzbarmachung der Übertragung für den therapeutischen Prozess. Bekanntlich hat er erst im Nachhinein wesentliche Aspekte aus der Therapie von »Dora« verstanden, als er nämlich durchschaut hatte, *dass* sie übertragen und *was* sie übertragen hatte. Seitdem ist viel über Übertragung nachgedacht und geschrieben worden. Auch die Gegenübertragung hatte Freud bereits entdeckt, allerdings eher noch als Störfaktor eingeordnet, der irgendwie niedergerungen werden müsse. Ihre Entdeckung als therapeutisches Hilfsmittel blieb den nachfolgenden Generationen überlassen. Aus meiner Sicht gehört die Arbeit mit Übertragung und Gegenübertragung zu den Besonderheiten und auch zu den Alleinstellungsmerkmalen psychodynamischer Therapien.

Die Arbeit *mit* und *in* der Übertragung (vgl. Körner, 1989) kann man nicht allein theoretisch erlernen; sie bedarf reichlicher Erfahrung und Selbsterfahrung, praktischer Übung sowie einer hoch entwickelten Fähigkeit zu Containment und Selbstreflexion. Unter diesen Voraussetzungen sind Übertragung und Gegenübertragung elementar für das Verständnis innerer Konflikte und eröffnen dem Patienten zugleich ein ausgezeichnetes Übungsfeld. Die Übertragung bildet eine psychische Realität des Patienten in der Außenwelt ab und (er-)schafft sie zugleich auch. Die große Chance einer Psychoanalyse oder einer psychodynamischen Therapie besteht darin, dass der Patient seine Geschichte aufführen und diese einen neuen Ausgang nehmen kann. Dafür muss die Therapeutin zwar einerseits »mitspielen«, sich in die Aufführungsangebote des Patienten mit hineinziehen lassen, andererseits aber darf sie die reflexive Position zu sich und zu der gemeinsamen Aufführung nicht verlieren, damit sie den Prozess der Aufführung versteht und dann dem Patienten etwas von diesem Verständnis anbieten kann. Dieses Verständnis, das der Patient von sich gewinnen kann, indem Unbewusstes bewusst wird, macht Veränderungen erst möglich (vgl. Pflichthofer, 2008).

Rahmen und Setting als Übertragungsauslöser – Trennungsverbot und Unterwerfung

In einer sehr häufig anzutreffenden Konstellation übertragen Patienten die die Trennung verbietenden Aspekte auf uns, sie sehen und erleben uns als ein Objekt, das Trennung, also Differenz und Autonomie, nicht gestattet. Begünstigt wird dies zum einen dadurch, dass viele Patienten, wie schon beschrieben, unter inneren Trennungsverboten leiden, zum anderen weil die asymmetrische Konstellation Patient–Therapeut dafür auch gute Übertragungsauslöser bietet. Gerade in der heutigen Zeit, in der viele Patientinnen händeringend einen Therapieplatz suchen, sehen diese sich eher nicht in einer guten »Verhandlungsposition«, was zum Beispiel Therapiebedingungen angeht. Die asymmetrische Konstellation kann sich für die Patientinnen und Patienten vertraut anfühlen, so als sei es allein die Therapeutin, die die Richtung bestimmt.

Sollte also ein Patient zu uns kommen, bei dem die Atmosphäre zu Hause so war, dass man es den Objekten recht machen musste, um Zuwendung zu erfahren, wird sich die Atmosphäre im Therapieraum vermutlich schnell ähnlich anfühlen. Und dies umso mehr, wenn wir die Vorgespräche als eine Art »still-face«-Experiment veranstalten und damit die ohnehin für den Patienten fremde Situation noch fremder gestalten. Werden dabei therapeutische Regeln »mitgeteilt«, sodass sie wie eine Anordnung klingen, dann kann es sein, dass der Patient sich diesen Regeln (Ferienregelung, Bereitstellungshonorar) schlicht *unterwirft*, weil er sonst fürchtet, uns gegen ihn aufzubringen, als ob wir ihn entweder gleich wegschicken wollten oder ihm während der Therapie nicht mehr wohlgesinnt wären.

Die *Unterwerfung unter das Objekt*, unter seine vermeintlichen Wünsche, Interessen und Forderungen ist der Lösungsversuch eines Trennungskonflikts. Auf diese Weise sollen Schuldgefühle neutralisiert werden. Das Schlimme daran ist, dass die Schamgefühle anwachsen, nämlich die Scham darüber, sich selbst aufzugeben. Das Subjekt versucht wiederum, diese Scham durch massive Idealisierung des Objekts abzuwehren. »Es ist ja nicht schlimm, das zu tun, was das Objekt will, weil es doch nur Gutes und Richtiges will!«

Entsprechend verläuft auch die Auflösung solcher Dynamiken rückwärts: Kann die Idealisierung des Objekts aufgegeben werden, indem man zum Beispiel anerkennt, dass es durchaus nicht nur Gutes und Richtiges für einen will oder wollte, dass es manchmal nach ganz eigenen Interessen handelt (oder gehandelt hat), dann drohen schwer aushaltbare Schamgefühle, eben weil die Unterwerfung bewusst wird. Anschließend wäre die Einsicht nötig, dass die frühere Unterwerfung unter ein mächtiges Objekt eine Schutz- und Rettungsmaßnahme war. Allmählich würde so der Weg frei, um die Schuldgefühle abzubauen und sie dort zu belassen, wo sie »hingehören«, nämlich beim Objekt (falls es »Täter« war). An die Stelle der Schuldgefühle könnte in der Folge die Empörung oder die Wut treten, auf das Objekt oder auf das Schicksal (falls es keinen Täter gibt), eine Wut, die dann – vielleicht zum ersten Mal – erlebt werden kann und darf.

In der Gegenübertragung kann sich die Therapeutin zunächst ganz wohlfühlen, mit der Zeit auch ein bisschen »arbeitslos«, weil der Patient anscheinend keine »Probleme«, das heißt keine Konflikte bereitet, bis sich nach und nach das Gefühl einschleicht, dass gerade das eines der Probleme sein könnte. Es kann sein, dass man gerade bei diesen Patienten mal einen Termin verschiebt oder gerade bei diesen wenig innere Anspannung spürt, wenn es um die Rechnung über ein Bereitstellungshonorar geht. Diese Patienten bieten sich sozusagen als »Puffer« an, indem einem bei ihnen leichtfällt, was vielleicht bei anderen mit Anstrengungen verbunden ist. Spätestens dann sollte man merken, dass »hier etwas nicht stimmt«.

Gerade bei Patientinnen und Patienten, die sich mitunter, oberflächlich betrachtet, sehr angepasst verhalten, die Rahmenbedingungen widerspruchslos erfüllen und nichts infrage stellen, sollte man an Trennungskonflikte denken und diese eruieren. Patienten, die vielleicht kommentarlos Bereitstellungshonorare bezahlen, immer sehr pünktlich sind, sofort bei Beendigung der Stunde aufstehen und gehen, die ihre Ferientermine jederzeit an die der Therapeutin anpassen, sich ganz und gar an den Rahmen zu halten scheinen, können, wie »brave Kinder« für ihre Eltern, angenehm und höflich wirken und sind für die Therapeutin scheinbar »bequem«. Nun sehen aber gerade das »Sprachspiel Psychoanalyse« (Pflichthofer, 2012) und die psychodynamischen Therapien vor, dass sich zwar die Therapeutin zwingend an die Regeln zu halten hat, ausdrücklich nicht aber der Patient (ebd.). Er darf, soll gelegentlich sogar bestimmte Regeln durchaus nicht befolgen. Allerdings, ein Patient, der unter einem ausgeprägten Trennungsverbot oder unter einem rigiden Introjekt leidet, kann diese Möglichkeit gar nicht nutzen. Daher ist es für dessen Entwicklung bedeutsam, solche Beobachtungen in der Therapie anzusprechen und nicht ebenso kommentarlos hinzunehmen.

Ein Beispiel:

> Therapeutin: »Ich habe gesehen, dass Sie das Bereitstellungshonorar für die Stunde am Donnerstag überwiesen haben. Wir haben gar nicht mehr darüber gesprochen. Wie fühlt sich das denn für Sie an?«
>
> Nun kann es sein, dass ein Patient an einer solchen Stelle antwortet:
>
> »Ja, das haben Sie mir ja am Anfang gesagt, dass ich eine Stunde, die ich nicht rechtzeitig absagen kann, bezahlen muss«, und kann dabei ehrlich erstaunt wirken, dass wir auf eine so klare Abmachung überhaupt noch einmal zu sprechen kommen. Nach dem Motto: War doch so vereinbart, ist doch alles klar, was gibt es darüber noch zu reden?

Nach meinem Verständnis braucht ein solcher Patient an solchen Stellen unsere Hilfe, indem wir vorangehen und deutlich machen, dass man darüber *sprechen darf* und dazu auch etwas *fühlen darf*. Ein zu langes Abwarten erschiene mir in solchen Fällen nicht ratsam, weil der Patient »intern« seine Objektvorstellungen, seine Formen der Objektbeziehungen verfestigen kann. Dabei ist auch Vorsicht geboten, denn ebenso wenig hilfreich, wie einfach abzuwarten, kann auch das zu frühe Ansprechen aggressiver Gefühle sein. Würde man beispielsweise sagen: »Vielleicht hat Sie die Tatsache, dass Sie die Stunde bezahlen müssen, obwohl sie gar nicht stattgefunden hat, ja auch ärgerlich gemacht«, kann man einen Patienten mit einem schwerwiegenden Trennungskonflikt sehr unter Druck setzen. Es scheint mir wichtig, sich klarzumachen, dass man sich aggressive Gefühle gegenüber einem wichtigen Objekt erst einmal leisten können muss!

Solche Gefühle zu spüren (auch wenn man sie noch nicht äußert) wäre ja bereits ein erster, sehr gravierender Trennungsschritt, zu dem der Patient aber unter Umständen noch gar nicht fähig ist. »Mir gefällt etwas, was du richtig findest, nicht! Es ärgert mich, dass ich mich daran halten soll!«

Es ist also gut denkbar, dass ein solcher Patient keine Wut, keinen Ärger *spürt*, sondern vielleicht eher Schmerz, weil er das Gefühl hat, auch hier einfach nur funktionieren zu müssen, vielleicht die Angst fühlt, dass man ihm das Fernbleiben negativ auslegt, vielleicht empfindet er es tatsächlich auch nur als die reine Selbstverständlichkeit, zahlen zu müssen, schlicht, weil es eine Regel ist! Wenn die Therapeutin dann von aggressiven Gefühlen spricht, bekommt der Patient möglicherweise das Gefühl, sie beschwichtigen, ihr (und sich) geradezu beweisen zu müssen, dass er *ihr* gar nichts übel nimmt, sondern nur *sich*! Auf diese Weise würde es ihm noch schwerer fallen, in Kontakt zu seinen aggressiven Affekten zu kommen. Hilfreich ist es meines Erachtens, solche Stellen, an denen uns Affekte zu »fehlen« scheinen, anzusprechen und sich zu erkundigen, wie der Patient diese erlebt hat oder erlebt.

Insgesamt scheint es mir wichtig, den therapeutischen Rahmen nicht einfach als ein »Gesetz« zu verstehen, dem man sich unreflektiert zu unterwerfen hat (auch Gesetze können und sollten geändert werden, wenn sie nicht hilfreich sind), sondern als etwas, bei dem man sich zwischen Gesetz und Freiheit zu bewegen erlernen kann (Pflichthofer, 2011a).

Die nicht selten beobachtbare Idealisierung des Rahmens als Haltgeber per se kann gerade bei Patienten mit bestimmten Formen von Trennungskonflikten, bei denen die Verbotsseite überwiegt, störend sein. Mitunter kann man lesen oder hören, dass Therapeuten ein Festhalten an Regelungen, zum Beispiel an einer Ferienregelung in einer bestimmten Form (der Patient soll Ferien machen, wenn die Therapeutin Ferien macht, und muss alle Stunden, in denen er außerhalb der Ferienzeit seiner Therapeutin »fehlt«, bezahlen), mit einem Festhalten an der Beziehung zum Patienten gleichsetzen. »Genau!«, könnte man sagen. Halten und Festhalten liegen eng zusammen. Beides kann mal ersehnt und heilsam sein, beides kann auch Raum nehmen, den das Selbst braucht, um sich entfalten zu können. Auf der Gegenseite kann aber das unbedingte Festhalten am Rahmen wie ein Gefangennehmen des Subjekts wirken.

Wie soll ein Patient, der jahrelang mit einem inneren Trennungsverbot lebt, das auch unterscheiden können? Ist es nicht völlig nachvollziehbar, dass eine Therapeutin, die jegliche Fehlzeit als Widerstand interpretiert, die sich alle Fehlzeiten des Patienten außerhalb der ihren bezahlen lassen möchte, so erscheinen kann, als könne sie eine Trennung des Patienten nicht akzeptieren? Ist es nicht nachvollziehbar, dass eine Therapeutin, die der Meinung ist, ihre Deutungen seien richtig, der Patient müsse sie nur einsehen, so erscheinen kann, als könne *sie* Differenz nicht gut aushalten?

Um das deutlich zu sagen: Man kann solche Übertragungsentwicklungen nicht grundsätzlich verhindern; das ist auch gar nicht das Ziel! Wichtig ist jedoch, an sie zu denken und sich dafür zu sensibilisieren, damit die Therapeutin sie gegebenenfalls ansprechen kann.

Es kann doch auch heilsam sein im Sinne einer neuen und positiven Erfahrung, wenn ein Patient *erlebt*, dass er sich anders verhalten darf, als seine Therapeutin es vielleicht geplant hat, durchaus mal außerhalb ihrer Ferienzeiten Ferien macht und dabei spürt, dass sie dies bejaht und ihm freundlich verbunden bleibt. Die Argumentation: »Aber er darf ja immer, er muss nur bezahlen«, erschiene mir da unangebracht – zumal eine solche Regelung juristisch (äußeres Gesetz) ohnehin nicht haltbar ist.

»Ausklammern« des Objekts

Neben den zuvor geschilderten Fällen gibt es aber auch den umgekehrten, den eher philobatischen oder auch narzisstischen Fall: Ein Patient macht immer wieder Urlaube außerhalb der therapiefreien Zeiten.

Die Übertragungskonstellation sieht in diesen Fällen häufig so aus, dass der Patient nur wenig in der Übertragung zu erleben scheint; er kann sich nur schwer oder kaum darauf einlassen. Entsprechend ist in diesen Fällen das Arbeiten mit oder in der Übertragung sehr schwierig; Übertragungsdeutungen scheinen oft ins Leere zu laufen, scheinen beim Patienten nicht viel auszulösen und scheinen kaum für emotionale Schwingungen zu sorgen.

Auch hier liegt ein Trennungskonflikt vor, und zwar mit umgekehrtem Vorzeichen. Ein solcher Patient muss sich vielleicht immer wieder beweisen, dass er jederzeit gehen kann und überhaupt von niemandem abhängig ist, er hat Angst vor Bindung und Abhängigkeit und muss diese leugnen. Hier wird – wenn man so will – der Trennungskonflikt »gelöst«, indem das Objekt (und seine Interessen) schlicht ausgeklammert werden. Das Subjekt »tut so«, als komme es auf das Objekt gar nicht an, als sei es gar nicht bedeutsam und insofern gebe es auch kein Trennungsproblem. Das Objekt wird in gewisser Weise »ausgeblendet«, seine Bedeutung wird geleugnet.

In der Gegenübertragung kann sich einerseits das Gefühl großer Distanz einstellen, man hat das Gefühl, mit dem Patienten nicht recht in Kontakt zu kommen, andererseits kann aber auch recht plötzlich das Gefühl von (nicht unerheblichem) Ärger entstehen, zum Beispiel dann, wenn die Therapeutin unvermittelt spürt, wie sehr sie »ausgeklammert« wird. In solchen Fällen kann es nun wiederum sehr wichtig sein, sich als Objekt durchaus deutlich »ins Spiel« zu bringen und die Kreise des Patienten zu stören. Selbstverständlich wäre es keine gute Lösung, ihm den Ärger entgegenzuschmettern oder gar gekränkt zu reagieren, sondern es gilt, den – verarbeiteten – Ärger zu nutzen, indem man versucht, dem Patienten zu spiegeln, dass er durchaus etwas von einem möchte, auch wenn er es nicht spürt.

Ganz anders als bei einem Patienten, der seinen Trennungskonflikt durch Unterwerfung zu lösen versucht, kann man hier stärker »bindend« intervenieren, zum Beispiel wenn es um ein Bereitstellungshonorar geht, das der Patient nicht zahlen möchte: »Sie möchten, dass *ich* die Ausfallkosten trage!«

Eine solche Intervention kann mitunter große Irritation auslösen (die hier durchaus erwünscht ist). Nein, dass die Therapeutin hier etwas tragen soll, das hatte man doch gar nicht gedacht; dass niemand etwas tragen soll, das viel eher. Die »freundlichen Weiten«, in die so jemand eintaucht, die nehmen ihn doch auf und fordern nichts; so etwas wie Miete, Wasser- oder Stromrechnungen gibt es dort nicht. Objekte sind potenziell bedrohlich, stören die Ordnung und ihnen wird, wenn möglich, ausgewichen. Wie schon einmal beschrieben, wird dabei eher nicht das Objekt, sondern das Selbst idealisiert. Auch hier kann es zu massiven Schamwellen kommen, wenn die Selbstidealisierung »auffliegt«, das heißt, wenn die Realität so massiv einbricht, dass der Patient nicht umhinkann, bei sich irgendeine Form des Mangels festzustellen. Eine solche Schamreaktion kann deswegen sehr schwerwiegend sein, weil das Objekt hier noch nicht oder nur wenig dazu verwendet werden kann, sich – ganz oknophil – an ihm festzuhalten. Wo der Oknophile sich nicht vom Objekt lösen darf, aus Angst, ins Bodenlose zu fallen, weil es einen dann sicher nicht halten wird, darf sich der (narzisstische) Philobat nicht anklammern, weil das hieße, jemanden zu brauchen, was doch niemals wieder passieren sollte.

Trennungsangst und Objektsicherung

Eine weitere, durchaus intensive Übertragungskonstellation besteht darin, dass der Patient von Beginn an spürt, wie sehr er seine Therapeutin braucht. Er setzt große Hoffnungen in sie und in die Therapie. Er fühlt sich sicher, wenn sie da ist, und schrecklich unsicher und allein, wenn nicht. Bei solchen Patientinnen und Patienten ist in der Regel die Objektkonstanz sehr schlecht entwickelt, allerdings meist nicht so, dass diese Menschen kein Bild mehr von ihren Therapeuten hätten, wenn sie die Stunde beenden oder in die Ferien gehen. Eher ist es so, dass sie davon überzeugt sind, die Therapeutin vergesse sie sofort, sobald die Tür hinter ihnen zuschlage. »Aus dem Auge, aus dem Sinn.« Häufig wird diese Vorstellung dann rationalisiert: »Sie können ja nicht jeden Patienten mit nach Hause nehmen! Sie können ja nicht den ganzen Tag an all die Geschichten denken!«

Zu dieser Übertragungskonstellation gehört es häufig, dass die Trennungs- und Autonomie*wünsche* auf die Therapeutin projiziert werden. Dann scheint »alles klar« zu sein: Weg will immer die andere! Die Therapeutin wird als diejenige fantasiert (und oft auch erlebt), die zwischen sich und den Patienten Abstand halten möchte, sie wartet auf den nächsten Urlaub oder ist froh, wenn der Patient absagt!

Diese Patienten können sich kaum ein Objekt vorstellen, das über sie nachdenkt, schon gar nicht, wenn es nicht anwesend ist. Und so reagieren sie entsprechend oft ungläubig und doch zutiefst berührt über solche Interventionen: »Ich habe noch einmal über unsere Stunde letzte Woche nachgedacht. Da sagten Sie …«

Patienten mit einer massiven Trennungsangst sind der Überzeugung, dass sie sich um ihr Objekt »kümmern« müssen, das heißt, sie sind innerlich (manchmal auch äußerlich) ständig mit ihm beschäftigt. Sie sind in ständiger Sorge um das Objekt, fragen sich, was es denkt, fühlt, wie es ihm geht – immer aus der Angst heraus, es könnte sich von ihnen abwenden. Wenn wir uns an die Beobachtungen und Theorien von Margaret S. Mahler erinnern, dann nannte sie dieses Verhalten »Beschatten«. Das Kind ist immer hinter der Mutter her, um sie sich verlässlich zu machen; der Patient ist mental mit der Therapeutin beschäftigt und versucht, sie auf diese Weise zu kontrollieren, damit sie ihm nicht verloren geht.

Auf dieses Phänomen trifft man auch oft bei jenen Patientinnen und Patienten, die einst »parentifizierte« Kinder waren, zu denen wohl auch das Hänschen klein der späteren Fassung gehört. Sie haben früh gelernt, sich um die Eltern zu »kümmern«, manchmal ganz praktisch: »Wenn meine Mutter sich nach dem Trinken übergeben musste, dann saß ich an ihrem Bett, habe ihr den Waschlappen auf die Stirn gelegt und hatte schreckliche Angst.« Oder: »Ich habe dann oft den restlichen Alkohol weggekippt.«

Manchmal besteht das Kümmern aus mentalen Strategien, indem sie sehr früh versucht haben, die Gefühlszustände ihrer Eltern zu erspüren, zu verstehen, sich in sie einzufühlen. Es sind häufig Menschen mit großen empathischen Fähigkeiten (die vielleicht auch Psychotherapeuten werden) und die immer versuchen, sich auf den anderen einzustellen, und diese Fähigkeiten wenden sie auch in ihrer eigenen Therapie an. Es sind die Kinder, die vielleicht vorzeitig »ausgeschlüpft« sind und der Welt vor allem ein »falsches Selbst« präsentieren. Diese Patienten wirken oft sehr reflektiert, sind intellektuell begabt, sie erreichen in ihrem Leben vieles, es gelingt ihnen viel, sie sind jedoch emotional noch nicht erwachsen, sondern haben häufig sehr kindliche emotionale Bedürfnisse, die allerdings massiv abgewehrt werden müssen. Die emotionale Unreife kann sich zum Beispiel darin zeigen, dass sie immer ein Objekt in der Nähe haben müssen, um die Dinge zu bewältigen. Alles läuft gut, solange ein solches Objekt – Karl König (1996) spricht von einem »steuernden Objekt« – in der Nähe und verfügbar ist. Fehlt es, ist es nicht da, dann droht denjenigen der Boden unter den Füßen wegzubrechen.

In der Gegenübertragung können die Gefühle schwanken: Einerseits spürt man sehr deutlich die Bedeutung, die man für den Patienten hat, was andererseits auch Angst machen kann; einerseits fühlt man sich oft »gemeint«, andererseits können einem die Patienten auch zu nahe kommen und dann – unbewusst – das auslösen, was sie doch am meisten fürchten: dass man wieder Abstand sucht.

Es kann vorkommen, dass diese Patienten uns fantasieren, als seien wir ihnen sehr ähnlich. Eine Differenz, zum Beispiel ein Unterschied in Geschmäckern, ist oft schon zu bedrohlich. »Wenn die was anderes gut findet als ich, dann mag sie mich vielleicht nicht …«

Therapeutisch ist das eine sehr schwierige Konstellation, da man meistens mit dem »falschen Selbst« kommuniziert. Das wahre Selbst wird schamhaft versteckt. Der Patient versucht, »alles richtig« zu machen, so zu sein, wie er meint, dass die Therapeutin ihn haben wolle, und dies nicht aus dem Grund, weil er fürchtet, sie wolle ihn nicht gehen lassen, sondern weil er fürchtet, sie würde sofort gehen, wenn er nicht aufpasste. »Gehen« heißt auch, sich von ihm abzuwenden, nicht mehr für ihn da zu sein. So wird er vielleicht bei anstehenden Ferienunterbrechungen sehr verständnisvoll – pseudoautonom – reagieren: »Sie brauchen Ihren Urlaub!«, und erst, wenn er allein ist, den Trennungsschmerz spüren und nicht wissen, wohin mit sich. Es kann in solchen Fällen eine Weile dauern, ehe man erfährt, wie schlecht es dem Patienten in den Ferien wirklich ergangen ist.

> Auch in diesen Konstellationen scheint es mir wichtig, dass die Therapeutin Angebote in Bezug auf das wahre Selbst macht, denn der Patient denkt vielleicht: »Wenn *sie* ein Angebot macht, dann findet sie es ja vielleicht nicht unmöglich …«

> Eine mögliche Reaktion wäre dann: »Ja, das stimmt, ich brauche auch Ferien! Aber ich spüre, dass diese Ferien für Sie keine leichte Zeit sind, vielleicht auch, weil Sie das Gefühl haben, dass Sie während dieser Zeit aus meinem Inneren ganz verschwunden sind, ich nichts mit Ihnen zu tun haben will. Könnte das sein?«

Das ist natürlich nur ein Beispiel. Die therapeutische Aufgabe besteht darin, zwischen dem »falschen« und dem »wahren Selbst« zu vermitteln, nicht das eine zu idealisieren, das andere als Abwehr zu entwerten. Es ist ohnehin eine didaktische Unterscheidung! Natürlich besteht das reale Selbst eines Menschen aus *beiden* Anteilen! Die Therapie muss einen Raum schaffen, in dem der Patient *seine* spontane Geste wagen kann und diese aufgenommen und anerkannt wird.

Selbstverständlich sind noch viele andere Übertragungskonstellationen denkbar. Da Trennungskonflikte ubiquitär sind, ist immer mit ihrem Auftauchen zu rechnen, und zwar in den verschiedensten Gewändern.

Trennungskonflikte, die eine traumatische Genese haben, stellen therapeutisch eine weitere Herausforderung dar.

Therapeutische Aspekte bei Patienten mit traumatischen Trennungserfahrungen

Ein Trennungstrauma beinhaltet und bedeutet eine Form des Objektverlusts. Entweder wird das Objekt als ein »gutes« Objekt verloren, wie dies bei psychischen und physischen Übergriffen und Misshandlungen geschieht, oder es geht als konkretes Objekt ganz verloren, indem es für das Subjekt nicht mehr verfügbar ist und es keinerlei Kontakt mehr gibt, zum Beispiel indem das Objekt woanders hingeht oder gar stirbt.

Ein Trennungstrauma ist ein Beziehungstrauma und zerstört das Vertrauen in die Objekte, in die Welt. Es kann sehr früh im Leben eintreten oder auch später.

Ein frühes Trennungstrauma passiert zu einer Zeit, in der der Mensch noch existenziell auf dieses Objekt angewiesen war. Winnicott hat gezeigt, dass es sich hier um eine Zeit x + y + z handelt, in der das Verschwinden der Mutter für das Kind traumatisch wirkt. Eine solche Zeit kann sich zum Beispiel durch einen Krankenhausaufenthalt der Mutter ergeben, früher auch häufig durch den des Kindes, durch ein äußeres Unglück, bei dem die Mutter stirbt, oder durch aktives Verlassen, zum Beispiel indem ein Kind zur Adoption freigegeben wird. Aber auch ein später erlittenes Trennungstrauma kann zu einem schweren Vertrauensverlust führen.

»Ohnmacht und Isolation sind die Grunderfahrungen des psychologischen Traumas«, schreibt Judith Herman (2003, S. 183) in ihrem Buch *Die Narben der Gewalt*, daher spielen demgegenüber Kontrolle und Kontakt so eine wichtige Rolle. Die therapeutische Beziehung sollte, wie in allen anderen Fällen auch, eine heilende Beziehung sein, und entsprechend müssen Patient und Therapeutin erforschen, was heilsam sein kann. Gerade in der Psychotherapie traumatisierter Menschen ist es wichtig, flexibel zu sein und nicht starr an theoretischen Konzepten festzuhalten, die man einmal gelernt hat, die aber offenbar nicht zu einer Verbesserung der Situation führen: flexibel sein und zugleich *klare Grenzen installieren* und *einhalten*. Der Patient muss sich zunächst einmal sicher fühlen können. Dazu gehört, dass man ihm durchaus auch ein bestimmtes Maß an Kontrolle überlässt. Das kann der Wunsch sein, die Analytikerin möge rechtzeitig vor dem Ende der Stunde sagen, wann diese zu Ende geht, oder der Wunsch, nicht mit dem Rücken zur Tür sitzen zu müssen (vgl. Pflichthofer, 2016).

Bereits hingewiesen habe ich darauf, dass ich Beistand und Fürsorge für zwei wesentliche Bestandteile einer solchen Therapie halte. Dazu gehört außerdem ein hohes Maß an Verlässlichkeit der Therapeutin, des therapeutischen Rahmens. Wer von sich weiß, dass er häufiger Termine verschieben muss, oder häufig weg ist und damit weniger Kontinuität bieten kann, sollte gut überlegen, ob er einen Patienten mit einem Trennungstrauma in Therapie nimmt – sofern das vorher schon erkennbar ist. Kontinuität wirkt prozedural, Diskontinuität auch, das heißt, auch wenn Unterbrechungen verständlich und nachvollziehbar sind, hinterlassen sie Wirkungen.

Wie ebenfalls bereits erläutert, führt ein traumatisches Erlebnis in der Regel zu einem traumatischen Introjekt, von dem sich die Betreffenden nur schwer trennen können. Die erste Teilentdeckung eines solchen Introjekts geschieht, wenn der Patient fühlen und sagen kann, dass er intellektuell etwas anderes denkt, als er fühlt. »Ich denke, ich müsste dort weggehen, aber ich kann es nicht, weil es sich so schlecht anfühlt!«

Selbstredend ist es nicht die Aufgabe der Therapeutin, in einem solchen Falle zu sagen, der Patient solle dann mal lieber auf seinen Kopf hören. Nein, mir scheint es wichtig, mit dem Introjekt »ins Gespräch zu kommen«, und zwar mit dem Patienten zusammen. Er braucht den Beistand gerade in der Auseinandersetzung mit dem Introjekt. Dazu muss es aber erst einmal benannt werden. Das jedoch geht erst dann, wenn der Patient die Diskrepanz zwischen Intellekt und Gefühl spüren kann. Ich finde es oft hilfreich, dem Patienten zu erklären, dass da etwas in seinem Inneren ist, das ihn versucht zu kontrollieren, und dass dieses »Etwas« gefüllt ist mit Erlebnissen aus der Vergangenheit oder bedeutsamen Objekten von damals. Welche Worte man auch immer dafür wählt – man kann es auch in einer Therapie »Introjekt« nennen –, wichtig ist, dass man etwas benennt, mit dem sich die Patientin gemeinsam mit ihrer Therapeutin auseinandersetzen kann. Dies ist auch deswegen so wichtig, weil diese Patienten in der Regel unter massiven Schuldgefühlen leiden und die Benennung eines inneren Objekts, das wie ein Fremdkörper in ihnen sitzt, Entlastung schaffen kann. Es ist dann nicht der Patient allein, der dieses oder jenes tut oder unterlässt, sondern es ist eine Kraft in seinem Inneren, die ihn zu zwingen scheint. Das stellt einen großen Unterschied dar!

Zu entsprechenden Interventionen einige Beispiele:

> »Sie sorgen nicht für sich! Sie tun Dinge, die Ihnen schaden!«, kann zu massiven Schuldgefühlen führen. Eine solche Intervention »tut so«, als könne der Patient sein Verhalten ändern, aber genau das geht ja gerade nicht.
>
> Stattdessen könnte man sagen:
>
> »Etwas in Ihnen lässt nicht zu, dass Sie für sich sorgen! Als zwinge es Sie dazu, Dinge zu tun, die Ihnen schaden.« Daraus ergibt sich eine elementar andere Wendung. Hierbei spricht man den Patienten nicht als Täter, sondern als Opfer an, mit dem man sich verbünden kann. Auf diese Weise gewinnt

> man in der Therapie mehr Spielraum. So kann die Therapeutin beispielsweise sagen: »Ich würde Ihrem Introjekt (oder wie immer man dieses innere Objekt auch nennt) gerne mal sagen, dass …«
>
> Je nach Beziehung darf man sich da auch etwas trauen, das heißt, man geht voran, zeigt dem Patienten, dass man es mit dem »Ding da« in ihm sehr wohl aufnehmen kann. »Es wäre toll, Sie könnten dem Introjekt mal sagen: Du kannst mich mal, ich bin krank und bleibe heute zu Hause!« Das sind gewissermaßen kleine psychodramatische Interventionen, ohne dass beide ihren Sitz- bzw. Liegeplatz verlassen, eine Art Hör-Spiel; »Spiel« im Sinne einer Erlaubnis zum Ausprobieren, eines Einübens, Aktualisierens, im Spiel *es in die Welt bringen*. Das sorgt, nach meiner Erfahrung, häufig für Entlastung und Entkrampfung.

Trennungstraumata gehen wie alle Traumata mit einer großen Scham einher, die häufig verdrängt wird.

Es fühlt sich zum Beispiel nicht unbedingt gut an, als erwachsener Mensch zu spüren, *wie* abhängig man sich von einem anderen Menschen fühlt. Daher ist es sehr wichtig, mit dieser Abhängigkeit schonend umzugehen. Das heißt auch, dass sie nicht immer in das Licht von Deutungen gezerrt werden muss. Geschähe dies zu oft oder zu früh, verstärkte das (verständlicherweise) eher den Widerstand.

Vielmehr sollte man in der Therapie darauf achten, die Abwehrleistungen des Patienten auch anzuerkennen! Er hat versucht, aus einer aussichtslosen Sache das Beste für sich zu machen! Jemand, der ein starkes Trauma erlitten hat und beispielsweise seinen Alltag noch bewältigen oder gar einem Beruf nachgehen kann, hat enorm viel aufwenden müssen, um das zu schaffen. Jeder, der eine Traumatisierung überlebt hat, musste viel psychische Energie aufwenden. Greift man die Stützpfeiler eines solchen Menschen an, kann das die ohnehin vorhandenen Insuffizienz-, Minderwertigkeits- und Schuldgefühle verstärken und den Patienten in einen Zustand massiver Verzweiflung und maligner Regression treiben. Die Anerkennung von Abwehrleistungen ist auch bedeutsam, um dem Patienten allmählich das Gefühl von Kontrolle zurückzugeben. Traumata gehen mit einem »totalen« Kontrollverlust einher. Kann der Patient seine eigenen Überlebensstrategien als etwas

Positives und als *seine Leistung* ansehen, heißt dies auch, etwas in der (eigenen) Hand zu haben.

Die zweite schwere Folge einer Beziehungstraumatisierung ist die massive Selbstentwertung (»Was muss ich für ein schlechter Mensch sein, dass man so etwas mit mir gemacht hat«). Sie wird nur ganz allmählich, im Laufe eines längeren Prozesses behoben. Man sollte also darauf achten, das Selbstwertgefühl nicht noch zusätzlich anzugreifen.

Hat der Patient etwas gefunden, mit dem er sich stabilisieren kann, ist es wichtig, ihm dies auch zu lassen. Für den Fall, dass die Stabilisierungsmaßnahmen selbstschädigend sind (was durchaus nicht selten der Fall ist), gilt es wieder, mit dem Introjekt »ins Gespräch zu kommen« und gemeinsam mit dem Patienten nach alternativen Stabilisierungsmöglichkeiten zu suchen.

Das Wiedererlangen von Vertrauen in die anderen und in sich selbst braucht Zeit und Geduld auf beiden Seiten. *Schnell* geht da gar nichts. Wie sollte es auch? Die Therapeutin muss sich immer wieder als vertrauenswürdig erweisen; es kann sein, dass sie vom Patienten unbewusst oder manchmal auch bewusst häufiger daraufhin überprüft wird.

Als Therapeutin sollte man sich hier (wie auch in anderen Fällen) über Folgendes im Klaren sein:

Vertrauen braucht, wie ein Baum, sehr, sehr lange, um zu wachsen, und ist doch in Minutenschnelle gefällt, zerstört, verloren. Besteht es, dann bietet es Schutz und Halt. Natürlich gibt es dicke und dünne Bäume, solche, die biegsamer sind oder die leicht zerbrechen, solche mit weit ausladender Krone oder solche, die nur gerade und schlank aufstreben und sich nicht so sehr verzweigen. In den allermeisten Fällen ist von einem vielleicht etwas dünnen und trockenen Pflänzchen auszugehen, ehe daraus ein starker, stabiler und biegsamer Baum wird.

Vertrauen ist aber auch die stillste Art, seinen Mut zu zeigen. Diesen Satz hörte ich in einem Film (*Vertraue mir*, 2015, von Katie S. Farrell). Auch das gilt es vielleicht öfter zu bedenken.

Beendigung von Psychotherapien – gehen können

Bereits im Zusammenhang mit den Spielregeln der Psychoanalyse habe ich einmal geschrieben, dass das Ende einer Psychoanalyse nicht gleichbedeutend mit dem Tod ist (Pflichthofer, 2012, S. 253). Das Gleiche gilt für andere Formen der Psychotherapie. Sie sollen doch gerade das *Leben* ermöglichen, gerade dort, wo vorher vielleicht nur Platz fürs *Überleben* war.

So wichtig das Thema der Beendigung auch ist, so wenig ist dennoch über diesbezügliche Konzeptionen zu lesen. Und wenn, dann bestehen häufig Assoziationen zum Tod. Freud sprach von seinen »Aussterbern« (Freud & Ferenczi, 1996c, S. 192), Ferenczi meinte, die Analyse »soll sozusagen an Erschöpfung sterben« (Ferenczi, 1933, S. 235). Es soll aber niemand sterben, weder die Analytikerin noch der Patient noch die Psychotherapie, und im Normalfall ist das auch so. In jenen dramatischen Fällen, in denen die Therapeutin oder der Patient tatsächlich stirbt, spürt man sehr deutlich: Dies ist eine traumatische Form der Beendigung.

Es ist – so kann man wohl sagen – ein heikles Thema, auch ein Thema, das aus meiner Sicht einer gewissen Entmystifizierung bedarf. Haben wir in den psychodynamischen Psychotherapien gemeinsame Konzepte zu deren Beendigung? Solche, die über (eher willkürlich festgelegte) Kontingente und die Anforderung der ausbildungsbegleitenden Selbsterfahrung hinausgehen? Oder verfolgen wir überwiegend subjektive, private Konzepte? Ich habe während meiner gesamten Ausbildungszeit kein einziges Seminar erlebt, in dem das Beenden von Analysen und Therapien explizit Thema gewesen wäre. Man musste in dieser Zeit – irgendwie – seine eigenen Therapien zu einem guten Abschluss bringen, möglichst nachdem der Patient die Stundenzahl absolviert hat, die man für die Ausbildung benötigte und nicht vorher.

Ein Ende vor Ablaufen des (möglichen) Stundenkontingents zieht häufig den Verdacht der Flucht des Patienten in die Gesundheit nach sich. Das kann natürlich sein, aber es wäre ja grundsätzlich nicht der schlechteste Fluchtpunkt. Und wer sagt, dass der Patient den Faden zu einem späteren Zeitpunkt nicht wieder aufnimmt?

In einer idealen Welt wäre eine Therapie erst dann beendet, wenn die Trennungskonflikte im Wesentlichen gelöst sind. In der realen Welt können leider Therapien auch einmal vorher, verfrüht enden, aus äußeren Gründen, aus inneren und aus einer Mischung beider. Was braucht es in solchen Fällen, um dennoch eine konstruktive Trennung zu erleben?

Hierbei scheint es mir wichtig, zusammen mit dem Patienten in den Blick zu nehmen, was (noch) nicht erreicht werden konnte, und zugleich auch das, was doch erreicht wurde und worauf sich in der Zukunft aufbauen ließe. Es bleibt die Hoffnung, dass der Patient an anderer Stelle und zu einem anderen Zeitpunkt den Prozess fortsetzen kann! Diese Haltung scheint mir wichtig zu sein, um aus dem (narzisstischen) Druck herauszukommen, in dieser einen Therapie mit dieser einen Therapeutin könne und müsse »alles« erreicht werden. Diese Gefahr sah auch Jean Laplanche, als er schrieb: »[…] der Narzißmus des Analytikers führt […] die Gefahr mit sich, ihn blind zu machen, wenn er bagatellisiert, was sich draußen als Perspektive weiterführender Bearbeitung anbietet« (Laplanche, 1992, S. 197).

Manchmal bedarf es mehrerer Therapieabschnitte und verschiedener Therapeutinnen und Therapeuten, um zu Lösungen zu gelangen. Manchmal braucht es auch posttherapeutischer Begegnungen mit anderen Menschen, nicht Therapeuten. Da es unser beruflicher Alltag ist, Psychotherapien durchzuführen, und wir uns viel in der Gesellschaft von Kolleginnen und Kollegen aufhalten, mit denen wir diese berufliche Welt teilen, kann sich eine »déformation professionelle« entwickeln, in der die Möglichkeiten des »normalen« Lebens unterschätzt werden. Hier kann eine narzisstische Überschätzung seitens der Therapeutin auch zu einem »Hänschen-klein«-Effekt führen: Man kann den Patienten nicht gehen lassen, weil erst »alles noch besser werden muss«. Dabei ist zu berücksichtigen, dass Therapien durchaus Nebenwirkungen haben können, die für den Patienten sehr belastend sind.

Besonders solche Therapien, die in tiefe Regressionen führen. Manchmal gewinnt man den Eindruck, es herrsche die Auffassung vor, tiefe Regressionen seien per se heilsam und gut. Dabei wird aus meiner Sicht oft übersehen, wie viel Kraft (und Mut) sie den Patienten kosten, wie sehr hochfrequente, lange Therapien mit tiefen regressiven Phasen einen Menschen auch vom »wirklichen« Leben abziehen, wie viele Kräfte solche Therapien binden und wie aufwendig sie sind. Ein solcher Aufwand muss auch in einem Verhältnis zu seinem Nutzen stehen! Gerechtfertigt ist er sicher, wenn es im wahrsten Sinne des Wortes ums Überleben geht.

So paradox das klingen mag: Psychotherapien, Psychoanalysen können einen Menschen auch erheblich schwächen. Das ist nicht überraschend, wenn man bedenkt, dass eine strukturelle Veränderung in der Psyche eines Menschen nur dann möglich ist, wenn bisherige Abwehrstrukturen zum Teil aufgelöst und neue gebildet werden. All das kostet sehr viel psychische und physische Kraft und Energie. Sie können nach einer Therapie wieder zur Verfügung stehen. Das ist auch ein Grund dafür, warum sich der wirkliche Gewinn einer Psychotherapie oft erst einige Zeit nach deren Abschluss wirklich erkennen lässt, dann nämlich, wenn der Patient sich von ihr erholt hat.

Unter anderem auch aus diesem Grund lässt sich wohl sagen: Je länger, je hochfrequenter und intensiver eine Therapie ist, desto schwerer gestaltet sich auch der Trennungsprozess für den Patienten. Zum einen muss er sich von einem irgendwann prozedural anmutenden Rhythmus trennen, er muss einen Ort aufgeben, zu dem er zu festgesetzten, für ihn reservierten Zeiten kommen – und zwar in jedem inneren Zustand – und mit jemandem vielleicht über Jahre über alles sprechen konnte, was ihn bewegt hat! Sich davon zu lösen erfordert viele und schwere psychische Arbeit. Diese ist umso schwerer zu bewältigen, je mehr der Patient sich noch in der Regression befindet.

Wie *gestaltet* man nun therapeutisch die Trennungsphase? Gestaltet »man« sie überhaupt? (Und wer ist »man« in diesem Falle?) Lassen wir einfach das Stundenkontingent ablaufen, sodass nach achtzig, hundert oder zweihundertvierzig Stunden oder nach dem Abschluss des psychoanalytischen Examens Schluss ist? Meine Ansicht dazu ist: Gestalten! Sowohl durch den Patienten als auch durch die Therapeutin.

In der Therapeutin beginnt es wie so oft mit der Haltung! Wenn wir innerlich auf dem Standpunkt stehen: »Oh, bald ist die Therapie zu Ende! Ob er schon weit genug ist? Es ist ja noch so viel zu tun! Das wird sicher ein sehr schmerzhafter Trennungsprozess, das Ende der Therapie ist ein großer Verlust«, dann wird es nicht überraschen, wenn von dieser Haltung auch etwas beim Patienten ankommt. Kommt noch hinzu, dass man auf der Notwendigkeit eines abrupten Endes besteht, damit der Patient für sich die Trennung durcharbeiten kann, dann spitzt sich die Situation zu.

Ist es so, dann tritt ein, was Martin Bergmann über das Ende psychoanalytischer Beziehungen schreibt:

> »Die Psychoanalyse ist die einzige bedeutsame menschliche Beziehung, die zu einem abrupten Ende kommt. […] Alle Lebenserfahrung läuft dem zuwider. Natürlich trennt sich das Kind von seinen Eltern, aber diese Trennung verläuft nach und nach und ist nie eine vollständige« (Bergmann, 1998, S. 315).

Laplanche, offenbar Verfechter der »Abrupt-Methode«, mokiert sich über jene, die die Frequenz reduzieren:

> »Man geht zu zwei Sitzungen über, man geht zu einer Sitzung über; warum nicht zu einer halben oder einer viertel Sitzung? Man geht vom Liegen zum Sitzen über, warum nicht, als Karikatur, eine Couch mit Handkurbel, die den Patienten immer mehr dazu bringen würde, sich zu setzen?« (Laplanche, 1992, S. 181).

Das ist sehr bissig und tut so, als sei die Reduktion der Frequenz und ein Wechsel des Settings die Absurdität schlechthin. Tatsächlich glaube ich jedoch, dass das sehr vernünftige – äußere – Maßnahmen sind. Um sich trennen zu können, bedarf es auch noch innerer Maßnahmen, auf die Laplanche ebenso hinweist. Es gilt, den richtigen Zeitpunkt zu finden, der aber richtet sich nun so gar nicht nach Stundenkontingenten! Laplanche zeigt auf, dass die »Übertragungsdynamik einen zyklischen Charakter« (ebd., S. 195) hat. Und das gilt nicht nur für Psychoanalysen! Der Patient arbeitet mit unterschiedlicher Intensität immer wieder an gleichen oder ähnlichen Themen seiner Geschichte, seines Seins. Laplanche beschreibt die Übertragungsdynamik als eine Spirale. Man könnte sagen, der Patient bewegt sich auf Kreisbahnen um das Zentrum. Innerhalb dieser Kreisbahnen gibt es ein »Fenster«, einen optimalen Zeitpunkt, bei dem die energetischen Verhältnisse so sind, dass man aus seiner Umlaufbahn heraustreten kann. Wird dieser Zeitpunkt »verpasst«, tritt man in eine neue Umlaufbahn ein. Ein sehr schönes und eindrucksvolles Bild, wie ich finde, das sich mit meinen Beobachtungen in der Praxis deckt.

Es gibt – nachdem in der Therapie einiges geschafft und erreicht worden ist – immer wieder Phasen, in denen der Patient äußert, er könne sich nun auch vorstellen, die Therapie irgendwann zu beenden. Es sind Phasen, in denen die Regression nicht so massiv ist, es wenig Übertragungskonflikte gibt, die Übertragung überhaupt entspannter verläuft, vielleicht sind es auch Phasen, in denen die Außenwelt »winkt«, sich »draußen« neue, befriedigendere Beziehungen auftun, Projekte anstehen und es dem Patienten überhaupt besser geht – womöglich aber sind immer noch zwanzig Stunden offen …

Ist die Therapie fortgeschritten, dann gilt es, solche Phasen, wenn sie sich spontan ergeben, unbedingt zu nutzen, zu begrüßen und sie nicht womöglich als Widerstand zu deuten, weil man doch noch offene Stunden hat oder die Ausbildung noch nicht abgeschlossen ist.

Wenn sie sich nicht spontan ergeben, dann sollte man dem Patienten helfen, auch dabei aus der Regression wieder aufzutauchen. Ironischerweise, finde ich, gelingt dies durch die von Laplanche so abschätzig bedachten Maßnahmen: Man kommt vom Liegen zum Sitzen, man reduziert die Frequenz. Technisch gesehen sind dies regressionsreduzierende Maßnahmen, die notwendig sein können, damit der Patient sich lösen kann. Meiner Erfahrung nach sind es häufig die Patienten selbst, die solche Vorschläge machen, insbesondere den der Reduktion der Frequenz. Sie wollen ausprobieren, »wie es geht«, und das ist eine gute Idee!

Für fast alle Patientinnen und Patienten mit Trennungskonflikten ist die Beendigung der Therapie die »Nagelprobe«! Für jeden auf seine Weise! Für den, der doch nie mehr Abhängigkeit spüren wollte, weil diese immer in einer Katastrophe endete, geht es nun darum, zu überprüfen, ob Abhängigkeit selbst noch bei einer

Trennung etwas Gutes haben kann. Derjenige, der an einem massiven Trennungsverbot gelitten hat, möchte sehen, ob man doch im Guten gehen darf (und: ob man wiederkommen darf!). Für den, der früher keine gute Objektkonstanz hatte, geht es darum, ob er fühlen kann, dass das Objekt noch für ihn da ist, auch wenn es gerade nicht verfügbar ist.

Wie schon bemerkt, zeigt sich naturgemäß an dieser Stelle, wie gut die Bearbeitung der Trennungsproblematik in der Therapie vorangekommen ist. Wie sehr hat der Patient sich getraut, Abhängigkeit und Autonomie zu erleben und sie schätzen (nicht nur ertragen) zu lernen? Wie sehr war die Therapeutin in der Lage, beide Pole als etwas Gutes, sich nicht Ausschließendes, sondern Ergänzendes zu vertreten, wie sehr konnte sie ihrem Patienten zu positiven Erlebnissen in beide Richtungen verhelfen? Wie weit hat das Autonomieprojekt Psychotherapie zum Erfolg geführt?

Eine Reduktion der Frequenz ermöglicht dem Patienten ein Ausprobieren. Wie komme ich »ohne« zurecht? Zugleich gibt es weiterhin eine Anlaufstation, jemanden, mit dem man über eben die beim Trennungsprozess auftauchenden Schwierigkeiten sprechen kann. Warum sollten wir die Patientinnen und Patienten in dieser sensiblen Phase alleinlassen?

Ich habe mit dieser Gestaltung, die in der Regel von den Patienten gewählt wird, die besten Erfahrungen gemacht. Es ist immer wieder eindrucksvoll, wie gut sie sich selbst einen »Plan« für das Aufhören zurechtlegen. Wenn die Psychotherapie einigermaßen erfolgreich verlaufen ist, sollte man ihnen diese Gestaltung doch auch zutrauen. Das Ende der Therapie wird dann weniger wie ein Schnitt erlebt, sondern mehr als eine nachlassende Begleitung. Die Therapeutin zieht sich gewissermaßen langsam zurück.

Im Rahmen des Trennungsprozesses taucht fast regelmäßig die Frage auf, ob man sich, wenn es einem doch noch einmal schlecht ginge und man Hilfe brauchte, wieder an die Therapeutin wenden dürfe. Dieses scheint mir oft eine sehr zentrale Frage zu sein, denn sie betrifft die Objektkonstanz. Die Patienten müssen sich, um diese Frage zu stellen, und erst recht, um sie innerlich zu bejahen, zunächst einmal vorstellen können, dass sich die Therapeutin ein inneres Bild ihres Patienten bewahren kann, auch wenn sie ihn nicht regelmäßig sieht. Für viele Patienten ist diese Frage, die sich erst am Ende der Therapie stellen kann, elementar:

Werde ich erkannt, wenn ich wiederkomme? So, wie die Mutter von Hänschen klein ihren Sohn erkennt, auch wenn er äußerlich verändert ist. Oder ergeht es dem Patienten wie Hänschen klein im Wiedersehenskontakt mit den Geschwistern? So kann es sein, dass ein Wiederkommen nach einem, zwei oder mehreren Jahren und ein dann erlebtes Wiedererkanntwerden zur Heilung einer tiefen Wunde beiträgt.

Es kann ebenfalls sein, dass ein Patient dafür mehrere Therapieabschnitte benötigt: entweder bei verschiedenen Therapeuten oder bei einer Therapeutin. Mitunter ist die Bearbeitung bestimmter Konflikte in einer bestimmten Lebensphase nicht möglich, durchaus aber in einer späteren, wenn der Patient »im Leben draußen« neue Erfahrungen gemacht hat.

Zugleich sind Therapiesitzungen nach einer längeren Pause auch so etwas wie Katamnesegespräche! Man erfährt doch, wie viel oder wie wenig die Therapie dem Patienten geholfen hat. Vielleicht haben Therapeuten mitunter Angst vor dieser Konfrontation?

Es gibt also aus meiner Sicht vieles, das dafürspricht, Patienten ein Wiederkommen eher selbstverständlich einzuräumen, denn die Tragik an einem destruktiven Ende einer Psychotherapie ist unter anderem auch, dass eben ein solches Wiederkommen nicht möglich ist.

Das Ende einer Psychotherapie ist ein Trennungsprozess, in dem sich selbstverständlich spiegelt, wie weit die Bearbeitung der Trennungskonflikte des Patienten gediehen ist. Wie sehr hat er die Fähigkeit zum Alleinsein erworben? Wie steht es mit der Objektkonstanz? Wie mit der Fähigkeit, Übergangsobjekte und Symbole zu nutzen? Wie gut ist die Trennung von traumatischen Introjekten gelungen? Wie sehr steht ein gutes inneres, tröstendes und fürsorgliches Objekt zur Verfügung? Wie sehr steht der Patient mit seinem wahren Selbst in Kontakt? Wie sehr kann er Differenz nicht nur aushalten, sondern auch schätzen? Wie sehr darf er die Welt durch *seine* Augen sehen? Welche Leidenschaften hat er? Was erfüllt ihn und sein Leben? Wie viel Lebensfreude hat er? Wie autonom ist er? Wie sehr mag er sich und andere? Solche Fragen sind zu stellen, wenn der therapeutische Prozess in seine abschließende Phase geht.

Je positiver die Antworten ausfallen, desto wahrscheinlicher ist auch das Gelingen einer konstruktiven Trennung von der Therapeutin. Es wird wohl nie alles zur vollsten Zufriedenheit gelöst sein, Ent-Täuschungen werden bleiben. Sie sind sogar notwendig, denn sie gehören zu dem, was ich auch »Entzauberung« nenne.

Der Behandlungsraum gehört zu einem Spielfeld, bildet und gestaltet es mit und unterscheidet sich in der *Form* nicht von der heiligen Stätte, in deren Markierung Johan Huizinga (2004, S. 29) das allererste Kennzeichen einer geweihten Handlung sieht. Das auf das Pflaster gemalte Feld für das Kinderspiel »Himmel und Hölle« unterscheide sich formal nicht vom Zauberzirkel (ebd.). Es bedeutet immer die Abgrenzung und Heraushebung eines Raumes aus dem gewöhnlichen Leben, in dem andere Regeln gelten.

Mit dem Öffnen der psychotherapeutischen Haustür öffnet sich eine von der Alltagswelt getrennte Welt, in der die Therapeutin nicht nur als Beförderin von Einsicht fungiert, sondern auch als Beschwörerin von Magie, genauer: von *Übertragungsmagie*. Wir tun einiges, um diese Magie zu fördern, wesentlich durch unser Setting, die Abstinenz, unsere Zurückhaltung. Wir schaffen durch all diese technischen Maßnahmen einen sehr besonderen Raum, eine Zwischenwelt, wenn man so will, einen Übergangsraum zwischen Außen und Innen. Jeder, der eine Selbsterfahrung oder eine Therapie gemacht hat, kennt dieses Gefühl des Unwirklichen, wenn man aus dem Behandlungsraum wieder auf die Straße hinaustritt, sich anschließend wieder in das »reale Leben« einfädelt, nachdem man sich zuvor in die »affektive Zeit« zurückkatapultiert sah. Man war doch eben noch so klein und hilflos, so abhängig oder so ohnmächtig vor Wut und soll nun Auto fahren, Verkehrszeichen beachten, Patienten behandeln? Vielleicht wird dieser Trennungsschritt, der in vielen Stunden ausgehalten werden muss, oftmals unterschätzt. Aber dieser Zustand kommt einer Art Verzauberung schon ziemlich nahe. Nicht umsonst sprach Freud auch von Liebeszauber! Dieser wird gebraucht.

»Die Psychoanalyse«, so Joel Whitebook, »partizipiert in einem viel größeren Ausmaß an Magie, als Freud und viele seiner Anhänger einräumen möchten. […] Ihr magisches Element kann dazu beitragen, ihre Macht und ihre therapeutische Wirksamkeit zu erklären« (Whitebook, 2009, S. 206). Das Gleiche gilt auch für andere psychodynamische Therapieverfahren, für all jene, die die Arbeit mit und in der Übertragung als einen wesentlichen Bestandteil der Therapie verstehen.

Der *Übertragungszauber* muss erst zu Hilfe gerufen (Whitebook, 2009) und wirksam werden, *bevor* es zu Einsichten kommen kann. Dann – und das ist eine zentrale, existenzielle und keineswegs leichte Aufgabe – muss der Zauber auch wieder gelöst werden! Denn er lässt sich nur durch einen Antizauber auflösen: durch die Autonomie. Hierin liegt die besondere Verantwortung der Therapeutin: Sie muss einerseits bereit sein, den Zauber zu beschwören – dabei darf sie ihre magischen Kräfte niemals missbrauchen –, und sie muss bereit sein, sich – wenn ihre Zeit gekommen ist – entzaubern zu lassen und sich selbst zu entzaubern. Das ist befreiend *und* schmerzhaft. Nicht selten gehen Trennungsprozesse mit Entzauberungen einher. Entzauberung ist immer ein Trennungsprozess.

Dies mag auch der Hintergrund sein für die früher manchmal gestellte Forderung, die Therapeutin, die Psychoanalytikerin solle sich zum Ende einer Therapie mehr zu erkennen geben. Man sollte dabei beachten, dass Freud selbst sich nie so verborgen gehalten hat, wie es Analytikergenerationen nach ihm taten.

Die Entzauberung ist keine leichte Aufgabe. An manchem Zauber hängt man doch sehr! Man denke etwa an den kindlichen Weihnachtsmannzauber und wie traurig oft die *Eltern* sind, wenn das eigene Kind entzaubert wird. Und gleichzeitig versuchen wir, uns doch alle auch ein wenig von diesem Weihnachtszauber zu erhalten.

Irgendwann werden bekanntlich auch die Eltern entzaubert – wenn es gut geht, schonend und nicht unverträglich forciert. Irgendwann kommt heraus, dass sie nicht so mächtig sind wie erwartet. Das ist ebenso beunruhigend wie beruhigend. Und etwas in dieser Art sollte wohl auch für Therapeuten und Therapeutinnen gelten.

Das Ende einer Psychotherapie sollte der Anfang von etwas Neuem sein, fähig zu werden, um zu leben, *sich* zu finden, *sein* Leben zu gestalten, weniger Angst zu haben, mehr Freiheit zu fühlen und den Mut, Neues zu versuchen. So verstanden, ist der Abschied aus der Therapie ein Aufbruch, daher zum Schluss noch einmal Hermann Hesse (1963, S. 486f.):

> »Des Lebens Ruf an uns wird niemals enden …
> Wohlan denn, Herz, nimm Abschied und gesunde!«

Literatur

Abraham, K. (1961). Ergänzungen zur Lehre vom Analcharakter. *Psyche – Z. Psychoanal.*, *15*(2), 162–180.

Albee, E. (1986). *Wer hat Angst vor Virginia Woolf?* Frankfurt a. M.: Fischer.

Balint, M. (1959). *Angstlust und Regression.* Stuttgart: Klett-Cotta, 1994.

Benveniste, D. (2008). Obituary: W. Ernest Freud (1914–2008). *International Psychoanalysis, 17* (vgl. www.nebula.wsimg.com/6b68f8c4298076d5106cf6d30c486b66?AccessKeyId=2E7C223DD6D264A05915&disposition=0&alloworigin=1 (letzter Zugriff: 04.06.2017).

Bergmann, M. (1998). Die Beendigung der Psychoanalyse: die Achilles-Ferse der psychoanalytischen Behandlungstechnik. *Zeitschrift für psychoanalytische Theorie und Praxis*, *XIII*(3), 309–322.

Beutel, M. (2014). Trauer, Trauerarbeit. In W. Mertens (Hrsg.), *Handbuch psychoanalytischer Grundbegriffe* (S. 949–954). Stuttgart: Kohlhammer.

Bion, W. R. (1962). *Lernen durch Erfahrung.* Frankfurt a. M.: Suhrkamp, 1990.

Buchholz, M. B. (1999). Einheit oder Trennung – über einige Grundlinien psychoanalytischer Theorie. In A.-M. Schlösser & K. Höhfeld (Hrsg.), *Trennungen* (S. 53–70). Gießen: Psychosozial-Verlag.

Cassirer, E. (2007). *Versuch über den Menschen. Einführung in eine Philosophie der Kultur.* Hamburg: Meiner.

Erikson, E. (2005). *Kindheit und Gesellschaft.* Stuttgart: Klett-Cotta.

Ferenczi, S. (1933). *Schriften zur Psychoanalyse II.* Frankfurt a. M.: Fischer, 1972.

Ferenczi, S. (1985). *Ohne Sympathie keine Heilung.* Frankfurt a. M.: Fischer, 1999.

Fischer, G. (2014). Objektkonstanz. In W. Mertens (Hrsg.), *Handbuch psychoanalytischer Grundbegriffe* (S. 650–653). Stuttgart: Kohlhammer.

Freud, A. (2006). *Das Ich und die Abwehrmechanismen.* Frankfurt a. M.: Fischer.

Freud, A. & Burlingham, D. (1949). *Heimatlose Kinder.* Frankfurt a. M.: Fischer, 1982.

Freud, S. (1905e). *Bruchstück einer Hysterie-Analyse.* GW V (S. 161–286). Frankfurt a. M.: Fischer.

Freud, S. (1914g). *Erinnern, Wiederholen und Durcharbeiten* (»Weitere Ratschläge zur Technik der Psychoanalyse«, II). GW X (S. 126–136). Frankfurt a. M.: Fischer.

Freud, S. (1915c). *Triebe und Triebschicksale.* GW X (S. 209–232). Frankfurt a. M.: Fischer.

Freud, S. (1916–17g). *Trauer und Melancholie.* GW X (S. 428–446). Frankfurt a. M.: Fischer.

Freud, S. (1920g). *Jenseits des Lustprinzips.* GW XIII (S. 1–69). Frankfurt a. M.: Fischer.

Freud, S. & Abraham, K. (1965). *Briefe 1907–1926.* Frankfurt a. M.: Fischer.

Freud, S. & Freud, A. (2006). *Briefwechsel.* Frankfurt a. M.: Fischer.

Freud, S. & Ferenczi, S. (1996c). *Briefwechsel, Band II/2, 1917–1919.* Wien u. a.: Böhlau.

Frisch, M. (1985). *Tagebuch 1946–1949.* Frankfurt a. M.: Suhrkamp.

Gadamer, H.-G. (1965). *Wahrheit und Methode.* Tübingen: Mohr (Siebeck).

Herman, J. (2003). *Die Narben der Gewalt.* Paderborn: Junfermann.

Herpertz-Dahlmann, B., Bühren, K. & Remschmidt, H. (2013). *Erwachsen werden ist schwer. Psychische Störungen in der Adoleszenz* (S. 432–440). In www.aerzteblatt.de/pdf/110/25/m432.pdf (letzter Zugriff: 04.06.2017).

Hesse, H. (1963). *Das Glasperlenspiel.* Frankfurt a. M.: Suhrkamp.

Huizinga, J. (1938). *Homo ludens. Vom Ursprung der Kultur im Spiel.* Hamburg: Rowohlt, 2004.

Hirsch, M. (1997). *Schuld und Schuldgefühl.* Gießen: Psychosozial-Verlag.

Hirsch, M. (Hrsg.) (1998). *Der eigene Körper als Objekt.* Gießen: Psychosozial-Verlag.

Jaques, E. (1965). Der Tod und die Krise in der Lebensmitte. In E. Bott Spillius (Hrsg.), *Melanie Klein heute,* Band 2 (S. 301–331). Weinheim: Verlag Internationale Psychoanalyse, 1991.

Klein, M. (1962). *Das Seelenleben des Kleinkindes.* Stuttgart: Klett-Cotta, 2001.

König, K. (1996). *Angst und Persönlichkeit.* Göttingen: Vandenhoeck & Ruprecht.

Körner, J. (1989). Arbeit an der Übertragung? Arbeit in der Übertragung. *Forum der Psychoanalyse*, *5*, 209–223.

Küchenhoff, J. (1999). Verlorenes Objekt, Trennung und Anerkennung. *Forum der Psychoanalyse, 15*, 189–203.

Laberenz, A. (2012). *Ein Teil von mir.* In www.sz-magazin.sueddeutsche.de /texte/anzeigen/37047/3/1 (letzter Zugriff: 04.06.2017).

Laplanche, J. (1992). *Die unvollendete kopernikanische Revolution in der Psychoanalyse.* Frankfurt a. M.: Fischer, 1996.

Mahler, M. S., Pine, F. & Bergman, A. (1975). *Die psychische Geburt des Menschen. Symbiose und Individuation.* Frankfurt a. M.: Fischer, 1988.

Mentzos, S. (1982). *Neurotische Konfliktverarbeitung.* Frankfurt a. M.: Fischer, 1993.

Mentzos, S. (Hrsg.) (1984). *Angstneurose.* Frankfurt a. M.: Fischer, 1997.

Mertens, W. (Hrsg.) (2014). *Handbuch psychoanalytischer Grundbegriffe.* Stuttgart: Kohlhammer.

Müller-Pozzi, H. (1988). Die depressive Reaktion. Ein Versuch über Individuation, Introjektion und Identifizierung. In J. Stork (Hrsg.), *Das menschliche Schicksal zwischen Individuation und Identifizierung* (S. 69–84). Stuttgart-Bad Cannstatt: Frommann-Holzboog.

Nestler, S. (2015). *Darf ein Zwölfjähriger auf den Mount Everest?* In www.dw.com/de/darf-ein-zwölfjähriger-auf-den-mount-everest/a-18640331 (letzter Zugriff: 04.06.2017).

Niederland, W. G. (1980). *Folgen der Verfolgung: Das Überlebenden-Syndrom. Seelenmord.* Frankfurt a. M.: Suhrkamp.

Pflichthofer, D. (2008). *Spielräume des Erlebens.* Gießen: Psychosozial-Verlag.

Pflichthofer, D. (2011a). Zwischen Gesetz und Freiheit. Die Suche nach dem Rahmen und dem Objekt. *Psyche – Z. Psychoanal., 65*(1), 30–62.

Pflichthofer, D. (2011b). (Un)mögliche Begegnungen – unsere Angst, aus dem Rahmen zu fallen. In P. Diederichs, J. Frommer & F. Wellendorf (Hrsg.), *Äußere und innere Realität* (S. 126–141). Stuttgart: Klett-Cotta.

Pflichthofer, D. (2012). *Spielregeln der Psychoanalyse.* Gießen: Psychosozial-Verlag.

Pflichthofer, D. (2016). »Kann sein, dass ich Angst habe, ich weiß es aber nicht!« Erscheinungsformen traumatischer Ängste in der psychoanalytischen Beziehung. In W. Pawlita, B. Unruh & B. Janta (Hrsg.), *Körper-Sprachen* (S. 245–257). Gießen: Psychosozial-Verlag.

Romero, J. (2010). *Mount Everest: zwei Weltrekorde an einem Tag.* In www.alpin.de/home/news/6464/artikel_mount_everest__zwei_weltrekorde_an_einem_tag.html (letzter Zugriff: 04.06.2017).

Sheehy, G. (1976). *Passages: predictable crises of adult life.* New York: Ballantine Books.

Der Spiegel (2011). *Schulspiegel.* In www.spiegel.de/schulspiegel/rekord-bergsteiger-mit-15-auf-sieben-gipfel-musst-du-gehen-a-805739.html (letzter Zugriff: 04.06.2017).

Staehle, A. (1997). Paranoid-schizoide Position und die projektive Identifizierung. In R. Kennel & G. Reerink (Hrsg.), *Klein – Bion. Eine Einführung* (S. 65–84). Tübingen: edition diskord.

Süddeutsche Zeitung (2014). Medienstudie. In www.sueddeutsche.de/news/wirtschaft/medien-studie-junge-menschen-sind-drei-stunden-taeglich-am-smartphone-dpa.urn-newsml-dpa-com-20090101-140624-99-05902 (letzter Zugriff: 04.06.2017).

Schoenhals, H. (1984). Zur Repräsentanzenwelt des Angstneurotikers. In S. Mentzos (Hrsg.), *Angstneurose* (S. 25–46). Frankfurt a. M.: Fischer, 1997.

von Lüpke, H. (2008). Nachruf auf W. Ernest Freud. *Int. J. Prenatal and Perinatal Psychology and Medicine, 20*(1/2), 132–143.

Whitebook, J. (2009): *Der gefesselte Odysseus. Studien zur Kritischen Theorie und Psychoanalyse.* Frankfurt a. M. u. a.: Campus.

Willi, J. (1975). *Die Zweierbeziehung.* Reinbek: Rowohlt, 2007.

Winnicott, D.W. (1958). *Von der Kinderheilkunde zur Psychoanalyse.* Frankfurt a.M.: Fischer, 1997.

Winnicott, D.W. (1971). *Vom Spiel zur Kreativität.* Stuttgart: Klett-Cotta, 1997.

Winnicott, D.W. (1965). *Reifungsprozesse und fördernde Umwelt.* Gießen: Psychosozial-Verlag, 2002.

Wolf, C. (1968). *Nachdenken über Christa T.* Neuwied: Luchterhand, 1984.

Wurmser, L. (1997). *Die Maske der Scham. Die Psychoanalyse von Schamaffekten und Schamkonflikten.* Heidelberg u.a.: Springer.

Wurmser, L. (2000). *Flucht vor dem Gewissen. Analyse von Über-Ich und Abwehr bei schweren Neurosen.* Göttingen: Vandenhoeck & Ruprecht.

Žižek, S. (2003). Jenseits des Fort-Da-Prinzips. In T. Eith & F. Wellendorf (Hrsg.), *Fort – Da. Trennen und Verbinden im psychoanalytischen Prozess* (S. 39–53). Heidelberg: Asanger.